ELKE KIRCHNER

DIE HEILKUNST DER *Erzengel*

Heilung und Therapiemethoden der Neuen Zeit

Schirner Verlag

Die Ratschläge in diesem Buch sind sorgfältig erwogen und geprüft. Sie bieten jedoch keinen Ersatz für kompetenten medizinischen Rat. Alle Angaben in diesem Buch erfolgen daher ohne Gewährleistung oder Garantie seitens der Autorin oder des Verlages. Eine Haftung der Autorin bzw. des Verlages und seiner Beauftragten für Personen-, Sach- und Vermögensschäden ist ausgeschlossen.

ISBN Printausgabe: 978-3-8434-1527-9
ISBN E-Book: 978-3-8434-6503-8

Elke Kirchner:
Die Heilkunst der Erzengel
Heilung und Therapiemethoden
der Neuen Zeit

Umschlag: Hülya Sözer, Schirner,
unter Verwendung von #1576547389
(© Nikki Zalewski), #1022970421
(© VladisChern) und #389757598
(© Polar_lights15), www.shutterstock.com
Layout: Hülya Sözer, Schirner
Lektorat: Elke Truckses, Noémi Fekete & Bastian Rittinghaus, Schirner
Printed by: Ren Medien GmbH, Germany

www.schirner.com

1. Auflage November 2022

Inhalt

Einleitung

VORWORT

Lasse die Erzengel zu deinen heilsamen Verbündeten werden, und erfahre ein Leben voller Wunder, Heilung und Unterstützung!

Der Glaube, dass Engel unerreichbar sind, ist weitverbreitet. Das entspricht aber nicht der Wahrheit, denn sowohl in alltäglichen Bereichen als auch für größere Aufgaben und Herausforderungen gibt es machtvollen Beistand und Hilfe aus der Erzengelwelt. Erzengel kommen aus hohen Dimensionen und haben starke helfende und unterstützende Energien. Ihre Präsenz ist machtvoll, und ihr Wirken ist seit Tausenden von Jahren in vielen Religionen und Weisheitslehren bekannt. Meinen ersten Kontakt hatte ich mit Erzengel Uriel. Seine Botschaft an mich war: »Alle Wesen des Lichts dienen dem höchsten Wohle der Menschen und erfüllen ihre Aufgaben gleichwertig. Die von den Menschen entwickelten Hierarchien existieren für uns Engel nicht.«

Während meiner Arbeit haben die Erzengel Kontakt mit mir aufgenommen. Sie haben mir all die kraftvollen Übungen und Heilreisen übermittelt, die ich dir in diesem Buch vorstelle und für die ich unendlich dankbar bin.

Die Erzengel stehen mit all ihren Gaben und Heilenergien dicht an unserer Seite und wollen uns helfen. Sie dürfen uns aber nur dann unterstützen, wenn wir sie darum bitten, sonst würde der freie Wille eines Menschen nicht geachtet werden. Wir Menschen sind vielschichtige Wesen mit bewussten und unbewussten Ebenen. Wir alle haben auch eine Seelenebene, die aber vielen Menschen nicht bewusst ist. Sie öffnet sich in Situationen bedingungsloser Liebe sowie in tiefen Meditationen. In Notsituationen ruft unsere Seele, ohne dass wir dessen gewahr werden, die Engel zu uns, denn sie ist immer mit den hohen Dimensionen verbunden.

Die lichte Kraft der Engel darf nur zu uns fließen, wenn wir mit den himmlischen Wesen in Kontakt treten, auf welche Weise auch immer. In diesem Buch findest du verschiedene Möglichkeiten, wie du dich auf schnelle Art und Weise mit den Erzengeln verbinden kannst. Du erfährst, wie du ihre Gaben empfängst und ihre Heilenergie durch dich fließen lassen und sie an andere Personen, zum Beispiel deine Klienten, weitergeben kannst. Öffnest du dich für deine heilsamen Begleiter, wirst du dich geborgen, geschützt und geliebt fühlen.

Du musst die Herausforderungen des Lebens nicht allein bewältigen, denn jeder Erzengel hat seine Aufgaben, sein Feld von Möglichkeiten, mit denen er dich unterstützen kann. In diesem Buch findest du zu verschiedenen Bereichen des Lebens kraftvolle Gebete, wirkungsstarke Engel-Energiebehandlungen sowie befreiende und ermächtigende meditative Heilreisen. Nimm die Hilfe der Erzengel an, und feiere dein Leben – du hast es dir verdient.

Erzengel Gabriel schenkt dir die Kraft der Erlösung und begleitet dich liebevoll bei Übergängen in deinem Leben. Erzengel Haniel spendet dir in einsamen Zeiten Geborgenheit, öffnet dich für die bedingungslose Liebe und löst Minderwertigkeitsgefühle auf. Erzengel Kamael unterstützt dich dabei, zu empfangen, und seine Kraft aktiviert dein kreatives Potenzial. Erzengel Metatron verbindet dich mit deinem geistigen Team und intensiviert deine Verbindung zu hohen Dimensionen der lichten Reiche. Erzengel Michael befreit dich von negativen Energien, löst karmische Verstrickungen auf, hilft dir, deine Hellsichtigkeit zu stärken, und schützt dich. Erzengel Raphael unterstützt dich nicht nur dabei, deinen Körper in Harmonie zu bringen, er stärkt auch deine Selbstheilungskräfte, heilt dich von alten seelischen Verletzungen und lehrt dich, deinem Herzen zu vertrauen. Erzengel Uriel hilft dir, deine Vitalität und Kraft zu leben, schenkt dir Erdung und die Verbindung zu Mutter Erde und führt dich auf deinen Seelenweg. Erzengel Zadkiel dient dir, indem er dich von belastenden Energien befreit und dein Leben erleichert.

Wenn du bereit bist, Neues in dein Leben zu lassen, und du Möglichkeiten suchst, ein Leben in Harmonie, Freude und Frieden zu führen, dann kann dieses Buch ein wahrer Schatz für dich sein. Du kannst es entweder von vorn nach hinten lesen und deine heilsamen Erzengelzeiten genießen oder die Kapitel und Übungen je nach Bedarf auswählen, die du gerade in deinem Leben als Unterstützung benötigst.

Jetzt wünsche ich dir viel Freude und zahlreiche heilsame Momente!

Deine Elke Kirchner

MIT *Erzengeln* HEILEN

Bereits seit mehr als dreißig Jahren bin ich mit den Erzengeln verbunden, und ihre Hilfe hat mich durch viele stürmische Phasen getragen. Gerade in diesen unruhigen Zeiten habe ich mit der Unterstützung des Himmels am meisten über mich lernen dürfen und die größten Entwicklungsschritte gemacht. Manchmal reicht bereits die Erkenntnis, dass wir himmlische Hilfe haben, und dass wir diese annehmen, um den Weg frei zu machen für ein glücklicheres, friedvolleres, inspirierteres Leben. Jedes Gebet, jede Verbindungsübung, jedes Wort, das du an die Erzengel richtest, wird sich in deinem Leben positiv und lichtvoll auswirken. Lasse zu, dass die Erzengelebene dein Leben erfüllt und dich in allen Bereichen unterstützt.

Zu jedem der acht Erzengel und seinen spezifischen Aufgaben habe ich ein Gebet, eine Engel-Energiebehandlung und eine meditative Heilreise angeführt, die dir helfen, dich mit der jeweiligen Erzengelenergie zu verbinden. Sie alle wurden mir von den Engelwesen geschenkt, damit ich sie an dich weitergeben kann.

Mit den Gebeten kannst du jederzeit Kontakt zu den Erzengeln aufnehmen und ihnen dein Anliegen vortragen. Deine Wünsche an die Geistige Welt werden immer gehört, liebend und wohlwollend angenommen und auch immer beantwortet, wenn sie deinem höchsten Wohle dienen. Dabei tragen deine innere Einstellung und die Überzeugung, dass du geliebt wirst und es wert bist, Hilfe zu erfahren, maßgeblich zur Wunscherfüllung bei. Wenn wir in besonders herausfordernden Zeiten um Hilfe bitten, diese aber nicht in dem Maße erhalten, wie wir es uns wünschen, kann es gut sein, dass die Situation Lernaufgaben für unseren Seelenweg in sich birgt. In diesem Fall wird uns die Geistige Welt nur die Hilfe senden, die es uns ermöglicht, diese Lernaufgaben zu bewältigen.

Wenn du möchtest, kannst du die Gebete auf einen kleinen Zettel schreiben, den du bei dir trägst. Auf diese Weise kannst du im Laufe des Tages immer wieder einmal deine Bitte an die Engelwelt senden. Mir ist bewusst, dass sich einige Menschen in unserer spirituellen Welt an dem Wort »Bitte« stören, weil sie sich nicht als Bittsteller sehen möchten. Für mich hat das Wort keinesfalls etwas damit zu tun, dass ich mich unterwerfe oder als klein empfinde. Denn wenn ich um etwas bitte, schwingt immer meine Dankbarkeit mit. Sei dir bewusst, dass die Engelwelt zu jeder Zeit ihren Segen voller Freude und Wertschätzung über dich ausbreitet und dass deine Liebe und deine Gebete sich positiv auf dich und die ganze Welt auswirken. Den Erzengeln ist es eine Freude, dir Heilung und Unterstützung schenken zu können.

Mit den Engel-Energiebehandlungen kannst du dich selbst mit den lichten Kräften der Erzengel verwöhnen und heilsam berühren. Das unterstützt deine eigene Wertschätzung und kommt zugleich deinem gesamten Umfeld zugute. Denn je stärker deine Selbstliebe und deine Selbstfürsorge sind, desto besser wird es dir gehen, und mit dieser positiven Energie wirst du deine Mitmenschen bereichern. Wenn du die Engel-Energiebehandlungen eine Weile für dich genutzt hast, kannst du sie, wenn du möchtest, auch bei anderen Menschen durchführen. Wie du das machst, zeige ich dir später.

Die Engel-Energiebehandlungen sind sehr kraftvoll und wirken intensiv auf allen Ebenen deines Seins. Dabei spielt es keine Rolle, ob du die Engelenergie, die du über dein Chakrasystem empfängst und durch deinen Körper fließen lässt, während der Behandlung spürst oder nicht. Wenn du die Engel noch nicht spüren kannst, hat das nichts damit zu tun, dass sie nicht da sind. Es liegt vielmehr daran, dass deine Wahrnehmung in diesem Moment blockiert ist. Das Leben kann sehr herausfordernd sein, und auch ich spüre die Engel nicht immer gleich stark. Doch ich weiß, wenn ich sie um Unterstützung bitte, wirkt ihre Kraft in mir – ob ich sie fühle oder nicht.

Am Ende jeder Engel-Energiebehandlung leite ich dich an, deine Hände auf Mutter Erde zu legen, um die überschüssige Energie, die in diesem Moment in dir vorhanden ist, an sie abzugeben. Ein Zuviel an Energie kann dazu führen, dass du unkonzentriert und nicht in deiner Mitte bist.

Ich empfehle dir, dich mindestens einmal pro Woche mit der Engelenergie zu behandeln. Je öfter du mit den Erzengeln in Verbindung trittst, desto intensiver wirst du sie wahrnehmen. Sei dir dabei gewiss: Du kannst nichts falsch machen, die Engel werten nicht. Auch wenn du dich desorientiert fühlst oder deine Umgebung chaotisch ist, wird es die Lichtwesen nicht davon abhalten, dich vollkommen zu unterstützen. Du bist in ihren Augen immer liebenswert, auch wenn du dich selbst nicht so fühlst.

Unsere Gefühle beeinflussen nicht nur unser Energiesystem, sondern auch unseren physischen Körper. Das bedeutet, wenn du glücklich oder frisch verliebt bist, richtet sich dein ganzes Immunsystem auf Gesundheit aus. Glück, Harmonie und innerer Frieden unterstützen deinen Körper dabei, gesund zu bleiben. Negative Emotionen wie Angst, Trauer und Schmerz hingegen schwächen dein Immunsystem. Gefühle, die wir in der Vergangenheit unterdrückt haben und bis jetzt nicht heilen oder loslassen konnten, zeigen sich in unserer Gegenwart immer dann, wenn wir mit ähnlichen Situationen und Emotionen konfrontiert werden. Die alten Emotionen verbinden sich dann mit denen der Gegenwart und verstärken diese.

Wenn du in deiner Vergangenheit beispielsweise großen Liebeskummer hattest und er nicht bis in die Tiefe geheilt wurde, wirkt er sich auf alle deine folgenden Liebesbeziehungen aus. Bildlich könnte man es sich so vorstellen, dass vergangene Anteile von dir immer noch in diesem Schmerz feststecken. Jedes Mal, wenn du in eine ähnliche Situation gerätst, verbindet sich der schmerzende Anteil aus der Vergangenheit mit den aktuellen negativen Emotionen und verstärkt diese im Hier und Jetzt. Das geschieht in allen Bereichen, in denen wir schmerzhafte Erfahrungen gemacht haben. Durch Schocks, Traumata und Verletzungen spalten sich diejenigen energetischen Anteile von uns ab, die in dem Schmerz stecken geblieben sind und sich nun in unserem Unterbewusstsein befinden. Obwohl wir diese Anteile im Alltag nicht wahrnehmen, beeinflussen sie uns enorm. Sie belasten uns und hindern uns daran, vollkommen zu leben. Mithilfe der Engel können wir diese Anteile befreien und wieder in uns integrieren.

Die Erzengel haben die Kraft und die Macht, uns von vielen dieser schmerzhaften Erfahrungen zu befreien und heilsam zu berühren, wenn wir ihnen die Erlaubnis dazu geben.

Während der meditativen Heilreisen begibst du dich in Bereiche deines Bewusstseins, die im täglichen Leben nur selten zugänglich sind. Infolge der tiefen Entspannung und der Erhöhung deiner Energien durch die Lichtwesen ist es dir möglich, tiefere Ebenen zu erreichen und in dein Unterbewusstsein zu reisen, um dort Heilung und Befreiung zu initiieren. In ihm ist alles gespeichert, was du von deiner Empfängnis bis zum heutigen Tag erlebt hast. Auf unbewussten Ebenen befinden sich Informationen aus deiner Ahnenreihe und vergangenen Leben. Schocks, Traumata und nicht verkraftete Herzensbrüche werden hier abgelegt und wirken sich durch Blockaden in deinem heutigen Leben aus. Auch Begabungen und lichte Seelengeschenke, die du bisher noch nicht angenommen hast, können sich dir auf diesen Reisen zeigen, und du kannst sie endlich empfangen. Du bist als Seele auf die Erde gekommen, um ein glückliches, gesundes und erfülltes Leben zu führen. Mit den meditativen Reisen wirst du Befreiung und Erlösung erfahren, indem du mit der Hilfe der Erzengel schmerzhafte und blockierende Erfahrungen in Licht umwandelst und Heilung auf allen Ebenen geschieht.

Du kannst die Heilreisen auch aufnehmen, beispielsweise mit deinem Handy aufsprechen und sie dann, wenn du die Reise antreten möchtest, abspielen.

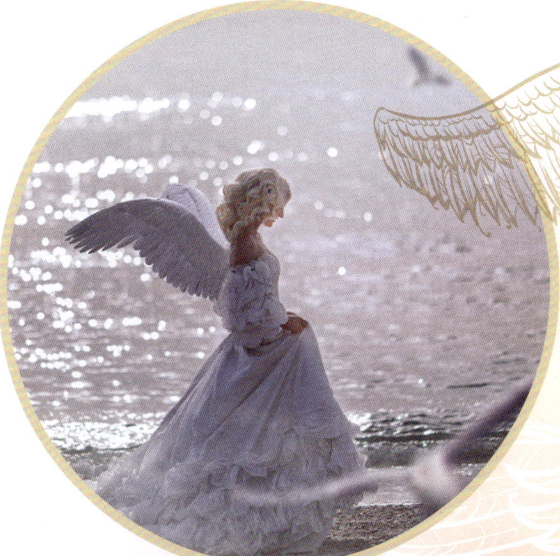

DIE ERZENGEL UND DAS CHAKRASYSTEM

Bevor du die Erzengelenergien empfangen und ungehindert durch dich fließen lassen kannst, sollten dein Kronenchakra, dein Herzchakra, dein Basischakra und die Hand- und Fußchakras geöffnet sein. Über dein Kronenchakra fließen die Energien aus himmlischen Reichen in dein Energie- und Körpersystem. Um mit Engeln wirken zu können, muss zudem dein Herzchakra bereit sein, die Liebe zu empfangen, die bei allem Grundlage für die lichten Wesen ist.

Über dein Basischakra und über deine Hand- und Fußchakras kann die Erzengelenergie wieder aus dir, und im besten Fall in Mutter Erde fließen, damit sie sich nicht in dir staut. Dann bist du eine Brücke zwischen Himmel und Erde. Wenn du eine Engel-Energiebehandlung gibst, fließt die heilsame lichte Kraft durch deine Hände zu der Person, die du behandeln möchtest.

Am Ende jeder Behandlung leite ich dich an, die Chakras wieder zu schließen und alle überschüssige Energie an Mutter Erde abzugeben.

Diese Behandlungsabfolge habe ich von den Engeln erhalten. Für mich ist dies eine große Hilfe, da ich zuvor oft zu viele hoch schwingende Energien in mir trug und es mir an Erdung fehlte.

Du empfängst die Erzengelenergie und lässt sie heilsam durch deinen physischen Körper sowie alle deine Energiekörper, die dich umgeben, hindurchfließen. Dies geschieht über dein Chakrasystem.

Chakras sind Energieräder, die sich teilweise außerhalb und teilweise innerhalb unseres Körpers befinden. Ihre Energien verbinden uns mit allen feinstofflichen Ebenen und Wesen. An dieser Stelle sei noch einmal gesagt, dass sich die Engelwelt jedem Menschen so zeigt, wie er sie wahrnehmen kann. Ich beschreibe dir hier, welcher Erzengel in meiner Wahrnehmung zu den unterschiedlichen Chakras gehört. Möglicherweise unterscheidet sich mein Empfinden von den Darstellungen in anderen Büchern. Ich empfehle dir, auf dein Herz zu hören und darauf, was sich für dich gut und stimmig anfühlt.

Jeder Erzengel hat ein großes Spektrum von Wirkmöglichkeiten. Ich stelle hier die Gaben und Eigenschaften der Erzengel vor, die für die Engel-Energiebehandlungen und die meditativen Heilreisen wichtig sind.

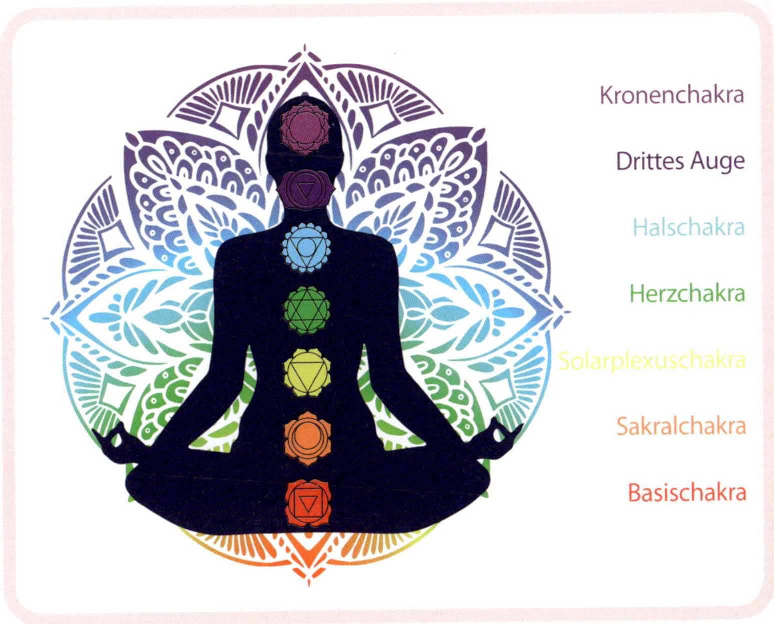

SCHEITEL- ODER KRONENCHAKRA

Der Hüter dieses Chakras ist Erzengel Metatron. Sein gnadenreicher Strahl schenkt uns die Verbindung zu hohen Dimensionen und zu unserem Höheren Selbst. Er verbindet uns mit dem himmlischen Wissen, der Weisheit und der Erleuchtung.

Erzengel Zadkiel mit seiner violetten Flamme der Transformation wirkt hier unterstützend und hält das Kronenchakra in reinem Licht.

DRITTES AUGE

Erzengel Michael mit seiner blauen Heilflamme stärkt unsere medialen Fähigkeiten, befreit uns von alten karmischen Verstrickungen und trägt zur Klärung und Befreiung aller zwischenmenschlichen Beziehungen bei. Er schützt uns vor allen negativen Energien.

HALSCHAKRA

Erzengel Gabriel mit seinem hellblau-türkisfarbenen, segenbringenden Licht unterstützt uns dabei, die Wahrheit auszusprechen und innere Freiheit zu erleben. Er begleitet uns bei allen Übergängen unseres Lebens.

HERZCHAKRA

Erzengel Raphael aktiviert unsere Selbstheilungskräfte und unterstützt uns mit seinem smaragdgrünen Strahl bei der Harmonisierung aller physischen Blockaden. Er hilft uns, Angst zu verwandeln und unser Herz auf allen Ebenen zu heilen.

Erzengel Haniel erfüllt unser Herzchakra mit bedingungsloser Liebe. Er unterstützt uns mit seinen rosafarbenen, gnadenvollen Energien, uns selbst zu lieben, und gibt uns das Gefühl, geliebt und geborgen zu sein.

SOLARPLEXUSCHAKRA

Erzengel Metatron löst mit seinem goldenen Licht blockierende Energien auf und stärkt unser Vertrauen in uns selbst und in diese Welt.

SAKRALCHAKRA

Erzengel Kamael mit seinem orangefarbenen, Lebensfreude spendenden Strahl unterstützt uns, unsere Kreativität zu entfalten und zu leben. Negative Erfahrungen, die wir im Sakralchakra gespeichert haben, wandelt er um und schenkt uns dadurch Befreiung.

BASISCHAKRA

Erzengel Uriel schenkt uns durch die Verbindung mit Mutter Erde die Kraft der Erdung und stärkt unser gesamtes Energiesystem. Sein rubinrotes Licht vitalisiert jede Zelle unseres Körpers. Dieser kraftvolle Engel unterstützt uns dabei, unsere Visionen auf der Erde zu manifestieren und zu leben.

HAND- UND FUSSCHAKRAS

Die Hand- und Fußchakras unterstützen den Fluss der Energien. Wenn du eine Behandlung für dich oder für eine andere Person durchführst, kannst du über deine Hände die lichte und heilsame Energie der Engel weitergeben. Die Fußchakras sind sehr wichtig, damit sich die Energie nicht in dir staut, sondern in Mutter Erde fließen kann.

Das ganze Chakrasystem ist ein fein schwingendes Energiegewebe, das uns mit unseren uns umgebenden Energiekörpern und mit der Geistigen Welt verbindet. In diesem lichten System ist auch unser Höheres Selbst verankert, dessen Wirken wir in Meditationen und in der Entspannung erspüren und wahrnehmen können. Unser Höheres Selbst ist zu jeder Zeit mit der Engelebene verbunden.

Die VERBINDUNG mit deinem *Höheren Selbst*

Dein göttliches Höheres Selbst ist der Anteil von dir, der zu jeder Zeit mit allen höheren Dimensionen, so auch mit der Engelebene, verbunden ist. Es wird durch die Energie der bedingungslosen Liebe geleitet. Das bedeutet, wenn wir im Fluss des Lebens auf unser Herz hören und ihm bedingungslos vertrauen, übernimmt dieser Teil unseres Bewusstseins die Führung.

Wir leben in einer Welt, in der der Verstand zumeist als das Höchste gewertet wird, und doch hat sich unsere Seele ganz bewusst für dieses Leben entschieden, damit wir lernen, auf unser Herz zu hören. Kein Geld der Welt und keine Machtposition lässt dich auf Dauer friedlich, liebevoll und glücklich sein. Dein Höheres Selbst ist bestrebt, ein Leben in Harmonie, Verbundenheit und in tiefem inneren Frieden zu führen. Und das ist eine große Aufgabe. Es möchte dich dabei unterstützen, zu erkennen, welche Schritte dich in deinen Frieden und in deine Selbstliebe führen. Es schenkt dir das nötige Vertrauen, um deinen ureigenen Weg zu gehen. Für uns alle birgt der Herzensweg Lernaufgaben, und eine von diesen Lernaufgaben ist sicherlich, herauszufinden, was uns glücklich macht und erfüllt. Dieses Wissen finden wir aber nicht im Außen und auch nicht in unserem Verstand, sondern nur in unserer Herzensenergie. Wenn wir lernen, die Stimme unseres Herzens zu hören, nehmen wir auch die Stimme unseres göttlichen Höheren Selbst wahr. Unser Verstand, der ohne Zweifel wichtig ist, sollte uns dabei helfen, das, was unser Herz sagt, in der physischen Welt umzusetzen.

In einigen Heilreisen dieses Buches und während der Engel-Energiebehandlungen bitten wir das Höhere Selbst, uns zu begleiten. Hier findest du ein Gebet und eine Übung, mit denen du dich vor und während der Heilarbeit ganz bewusst mit ihm verbinden kannst.

Gebet

Mein göttliches Höheres Selbst,
leite und führe mich.
Ich bin bereit, meinen Weg
der Verbundenheit und
der Liebe in deinem Licht zu gehen.
Ich danke dir dafür.

Übung zur Verbindung mit deinem Höheren Selbst

Atme tief in dein Herz hinein, und komme ganz darin an. Nun bitte dein Höheres Selbst: »Mein göttliches Höheres Selbst, bitte leite und führe mich auf meinem Weg, stärke mit deinem goldenen Licht mein Vertrauen in mich. Ich danke dir, dass du mich mit meiner Herzensenergie verbindest und mich leitest und führst.«

Konzentriere dich dabei auf die Stelle deines Oberkörpers, an der sich der Solarplexus befindet. Du nimmst dort ein leuchtendes goldenes Licht wahr. Stelle dir vor, wie sich dieses Licht in deiner gesamten Körpermitte ausbreitet und dir ein Gefühl des Vertrauens, der Wärme und der Verbundenheit schenkt. Lasse es nun von dort in deinen Brustraum und in dein Herz fließen. Nimm wahr, wie jede Zelle deines Herzens im goldenen Licht deines Höheren Selbst erstrahlt und sich entspannt. Dein Herz leuchtet voller Vertrauen und Frieden auf. Bleibe mit deiner Aufmerksamkeit eine Weile in deinem Herzen, und spüre dich in dieser liebenden und lichtvollen Energie.

Der goldene Fluss des Vertrauens breitet sich jetzt in deinem ganzen Körper aus. Vielleicht kannst du spüren, wie sich deine Wirbelsäule mit Leichtigkeit weiter aufrichtet. Nimm wahr, wie dich diese Energie zunehmend entspannt, und genieße es eine Weile. Durch deine Poren fließt nun ein Strom aus Vertrauen und liebender Führung in dein ganzes Energiefeld. Du befindest dich in einem Kokon aus dem goldenen Licht deines göttlichen Höheren Selbst. Atme jetzt ein paarmal tief ein und aus, komme zurück ins Hier und Jetzt, und genieße deinen Tag.

Ich empfehle dir, diese Verbindungsübung täglich durchzuführen. Wenn es dir möglich ist, verbinde dich auch mehrmals am Tag mit deinem Höheren Selbst. Du brauchst dazu nur das goldene Licht in deinem Herzen zu visualisieren. Was auch immer du tust, dein Höheres Selbst ist bei dir und immer bereit, dich in Liebe und Vertrauen zu tragen. Du wirst bemerken, wie sich dein Leben dadurch leichter und liebevoller gestaltet.

ÜBUNGEN zur Vorbereitung auf die *Heilarbeit*

Zur Vorbereitung auf die Engel-Energiebehandlungen empfehle ich dir die folgende Meditation und Übung. An Tagen, an denen du einer anderen Person eine Engel-Energiebehandlung geben möchtest, ist es besonders wichtig, dass all deine Chakras gereinigt und geklärt sind und du vor Fremdenergien geschützt bist. Dafür ist die folgende intensive Erzengel-Chakra-Meditation gut geeignet. Eine Übersicht über die Lage der einzelnen Chakras findest du auf S. 13.

Der morgendliche Schutzkreis stärkt dich energetisch und hält negative Energien von dir fern. Du kannst diese Übung in deine tägliche Routine einbauen.

Intensive Erzengel-Chakra-Meditation

Diese intensive Erzengel-Chakra-Meditation kann dein gesamtes Energiesystem auf eine wunderbare Weise reinigen und erneuern. Immer wenn du das Gefühl hast, dass du dich selbst nicht mehr richtig spürst, weil du eine herausfordernde Zeit erlebst oder erschöpft bist, kann dir diese Übung eine wundervolle Hilfe sein, wieder auf allen Ebenen deines Seins bei dir anzukommen. Falls du als Therapeut arbeitest, ist diese Meditation eine großartige Möglichkeit, deine Klienten wieder in ihre Mitte zu leiten und sie mit den heilsamen Engelenergien zu verbinden.

Erschaffe dir einen Raum der Stille und Harmonie, und sorge dafür, dass du während der Meditation ungestört bist. Leichte meditative Hintergrundmusik entspannt dich und öffnet dir ein spirituelles Feld. Setze dich nun mit geradem Rücken so bequem wie möglich hin. Atme ein paarmal tief ein und aus, und gehe mit deiner Aufmerksamkeit zu deinem Basischakra.

Nun bitte Erzengel Uriel: »Lieber Erzengel Uriel, reinige, heile und befreie, aktiviere, zentriere und schütze mein Basischakra.«

Du spürst, wie das rot-goldene Licht von Erzengel Uriel über dein Basischakra in dich hereinfließt. Nimm wahr, wie es sich in deinen Beinen und deinem gesamten Unterkörper ausbreitet. Bitte Uriel weiter: »Lieber Erzengel Uriel, verbinde mich mit der Kraft von Mutter Erde und der Freude am Dasein.« Stelle dir vor, wie dich das rote Licht von Uriel mit der großen Mutter Erde verbindet und wie du Lebenskraft aus dieser Beziehung schöpfst. Danke dem Engel, und lasse dir ein wenig Zeit, um diese Einheit mit Uriel und Mutter Erde zu genießen. Atme tief in dein Herz hinein, und komme ganz darin an.

Gehe mit dem nächsten Atemzug mit deiner Aufmerksamkeit weiter zu deinem Sakralchakra. Nun bitte Erzengel Kamael: »Lieber Erzengel Kamael, bitte reinige, heile und befreie, aktiviere, zentriere und schütze mein Sakralchakra.« Das orangefarbene Licht von Kamael strömt in dein Sakralchakra, es erfüllt deinen Unterleib, und du nimmst es mit jeder Zelle deines Seins auf. Bitte Kamael weiter: »Lieber Erzengel Kamael, bitte stärke meinen gesunden Selbstwert und die Lebensfreude in mir.« Danke dem Engel, genieße eine Zeit lang die Verbindung und das Licht von Erzengel Kamael, und lasse seine Energie in dir wirken.

Atme ein paarmal tief ein und aus, und gehe nun mit deiner Aufmerksamkeit weiter zu deinem Solarplexuschakra. Bitte Erzengel Metatron: »Lieber Erzengel Metatron, reinige, heile und befreie, aktiviere, zentriere und schütze mein Solarplexuschakra.«
Das goldene Licht von Metatron strömt nun in dein Solarplexuschakra. Nimm es ganz in dich auf, und bemerke, wie es in dir leichter wird, wie du dich warm und geschützt fühlst. Bitte Metatron weiter: »Lieber Erzengel Metatron, stärke mein Urvertrauen, und sende mir das goldene Licht der Glückseligkeit.«
Danke dem Engel, genieße eine Weile die Verbindung und das Licht von Erzengel Metatron, und lasse seine Energie in dir wirken.
Atme ein paarmal tief ein und aus, und gehe mit deiner Aufmerksamkeit weiter zu deinem Herzchakra. Bitte nun die Erzengel Haniel und Raphael: »Lieber Erzengel Haniel, lieber Erzengel Raphael, reinigt, heilt und befreit, aktiviert, zentriert und schützt mein Herzchakra.«
Das rosafarbene Licht von Haniel und das grün-goldene Licht von Raphael fließen in dein Herzchakra. Spüre, wie dir warm ums Herz wird, wie du dich immer weiter entspannst und wie die Liebe in deinem Herzen immer spürbarer für dich wird.
Bitte Erzengel Raphael: »Lieber Erzengel Raphael, hilf mir, meine Ängste aufzulösen.«
Spüre, wie das grüne Licht von Raphael dein Herz flutet, und übergib ihm deine Ängste, damit sie sich darin auflösen können. Nimm dir für diese Auflösung ein wenig Zeit.
Bitte nun Erzengel Haniel: »Lieber Erzengel Haniel, sende mir deine Liebe und Zärtlichkeit, und schenke mir Geborgenheit.«
Stelle dir vor, wie das Licht Haniels in dein Herz fließt und sich von dort in deinen ganzen Körper ausbreitet. Durch deine Poren strömt es in deine Aura und legt sich wie ein rosafarbener Kranz der Liebe und Geborgenheit um dich. Nimm mit allen deinen Sinnen wahr, wie sehr du geliebt wirst. Danke den beiden Engeln, genieße eine Weile ihr Licht, und lasse ihre Energien in dir wirken.
Atme tief ein und aus, und gehe jetzt mit deiner Aufmerksamkeit weiter zu deinem Halschakra. Bitte nun Erzengel Gabriel: »Lieber Erzengel Gabriel, heile, reinige und befreie, aktiviere, zentriere und schütze mein Halschakra.«

Das hellblau-türkisfarbene Licht von Erzengel Gabriel strömt in deinen Hals herein. Nimm wahr, wie gut dir das Licht tut und wie sich dein Halsbereich zunehmend entspannt. Immer mehr wirst du von der Energie Gabriels erfüllt. Bitte ihn weiter: »Lieber Erzengel Gabriel, schenke mir dein Licht der Erlösung, und lasse es durch mein ganzes Sein fließen.«
Bemerke, wie du dich immer freier fühlst und es dir immer besser geht, und wenn du möchtest, kannst du jetzt Folgendes denken: »Erzengel Gabriel, in deinem Licht fühle ich mich frei, vital und voller Leichtigkeit.« Danke dem Engel für seine Energie, und nimm eine Zeit lang wahr, wie sie in dir wirkt.
Atme dann ein paarmal tief ein und aus, und gehe mit deiner Aufmerksamkeit weiter zu deinem Dritten Auge. Nun bitte Erzengel Michael: »Lieber Erzengel Michael, bitte reinige, heile und befreie, zentriere, aktiviere und schütze mein Drittes Auge.«
Das blaue Licht von Erzengel Michael strömt nun in dein Drittes Auge. Du spürst sofort seine Energie, und während sich dein ganzer Kopf mit seinem Licht füllt, entspannst du dich immer mehr. Bitte Michael weiter: »Lieber Erzengel Michael, durchschneide mit deinem heiligen Schwert die Schleier meiner Illusionen. Zeige mir, dass ich ein geliebtes Kind Gottes bin.«
Nimm wahr, dass die himmlischen Kräfte an deiner Seite sind und dir stets Hilfe und Glück anbieten. Danke dem Engel, und genieße noch eine Weile sein energievolles Licht.
Atme ein paarmal tief ein und aus, und gehe mit deiner Aufmerksamkeit weiter zu deinem Scheitelchakra. Nun bitte die Erzengel Metatron und Zadkiel: »Lieber Erzengel Metatron, lieber Erzengel Zadkiel, reinigt, heilt und befreit, aktiviert, zentriert und schützt mein Scheitelchakra.«
Das violette Licht von Zadkiel und das goldene Licht von Metatron fließen über dein Scheitelchakra in dich. Der violette Strahl schenkt dir Transformation. Lasse ihn in deinen Körper strömen und all das umwandeln, was dein Herz erschwert. Nimm dir Zeit, um diesen Prozess abzuschließen. Dann erfüllt der goldene Strahl von Metatron dein gesamtes Energiefeld und schenkt dir die Verbindung zu Gott.
Stelle dir vor, wie das Licht von Metatron und von Zadkiel durch all deine Chakras bis zu Mutter Erde fließt. Du bist nun eine Brücke des Lichts zwischen

Himmel und Erde. Genieße diesen Zustand, und bedanke dich bei den Engeln. Wenn du so weit bist, atme tief ein und aus, und komme ganz zurück ins Hier und Jetzt.
Danke noch einmal allen Erzengeln für ihren Beistand, und genieße den Tag.

Der morgendliche Schutzkreis

Erschaffe dir eine angenehme, entspannte Umgebung. Zünde eine Kerze an, und sorge dafür, dass du während der Meditation ungestört bist. Leise, meditative Hintergrundmusik kann dich bei deiner Übung unterstützen. Setze dich jetzt mit geradem Rücken so bequem wie möglich hin. Atme tief in dein Herz hinein, schließe deine Augen, und komme ganz bei dir an. Nun sprich laut oder in deinen Gedanken: »Lieber Erzengel Michael, Hüter meines Schutzkreises, liebe Erzengel und mein göttliches Höheres Selbst, bitte baut meinen Schutzkreis auf, und verstärkt ihn. Schützt mich vor allen Energien, die mir nicht dienlich sind, die mir Kraft entziehen oder mich aus meiner Mitte bringen.«

Sprich laut oder in Gedanken: »Michael und Haniel auf meiner rechten Seite.«
Atme ein paarmal tief ein und aus, konzentriere dich auf deine rechte Seite, und spüre dort die Engel, oder stelle sie dir vor.
Sprich laut oder in Gedanken: »Michael und Raphael auf meiner linken Seite.«
Atme ein paarmal tief ein und aus, konzentriere dich auf deine linke Seite, und spüre dort die Engel, oder stelle sie dir vor.
Sprich laut oder in Gedanken: »Michael und Gabriel hinter mir.«
Atme ein paarmal tief ein und aus, konzentriere dich auf die Engel hinter dir, und spüre sie dort, oder stelle sie dir vor.
Sprich laut oder in Gedanken: »Michael und Kamael vor mir.«
Atme ein paarmal tief ein und aus, konzentriere dich auf die Engel vor dir, und spüre sie dort, oder stelle sie dir vor.

Sprich laut oder in Gedanken: »Michael und Uriel unter mir.«
Atme ein paarmal tief ein und aus, konzentriere dich auf die Engel unter dir, und spüre sie dort, oder stelle sie dir vor.
Sprich laut oder in Gedanken: »Michael und Metatron über mir.«
Atme ein paarmal tief ein und aus, konzentriere dich auf die Engel über dir, und spüre sie dort, oder stelle sie dir vor.
Nun denke an die Erzengel oder singe ihre Namen, und danke ihnen für ihr Dasein:
»Michael, Haniel, Raphael, Gabriel, Kamael, Uriel, Metatron.«

Spüre, wie sich das Engelenergiefeld um dich herum auflädt. Vielleicht fühlst du jetzt einen sanften Windhauch oder eine zarte Berührung. Oder du nimmst einen schönen Duft oder Farben hinter deinen geschlossenen Augenlidern wahr. Das alles sind Zeichen, die deine Engel dir schicken. Genieße diesen Zustand eine Weile, und wenn du so weit bist, öffne deine Augen wieder. Wenn du möchtest, kannst du die Engel darum bitten, den Schutzkreis zu deren Wohle auch um deine Lieben (Familie, Freunde usw.) zu bilden.

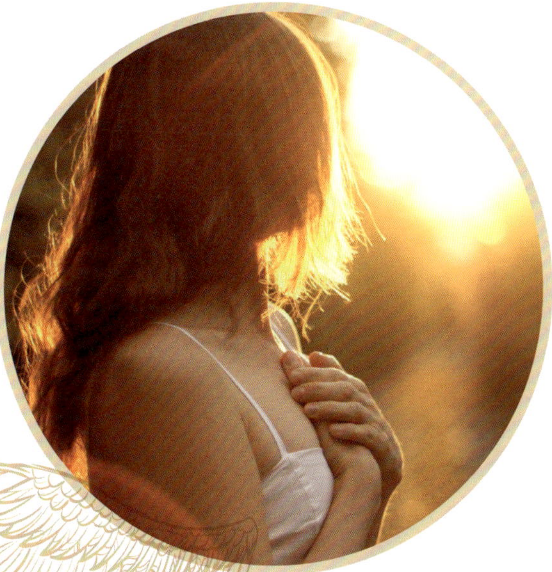

Die *Behandlung* anderer Personen

Wenn du nicht dich selbst, sondern eine andere Person mit der Erzengelenergie behandeln möchtest, gibt es einige Unterschiede bei der Vorgehensweise, die du beachten solltest.

MEDITATIVE HEILREISEN

Wenn du die meditativen Heilreisen für eine andere Person anleiten möchtest, lies dir zuerst die entsprechende Reise so oft durch, bis du sie verinnerlicht hast. Bevor du beginnst, erkläre der Person, die du anleitest, was das Höhere Selbst ist und welche Rolle es während der Heilreisen spielt. Mache ihr auch bewusst, dass sie während der Reise Anteilen aus ihrer Vergangenheit begegnen wird und dass es ein Ziel der Reise ist, diese Anteile wieder zu integrieren. Dazu wirst du der Person auch Fragen stellen wie: »Wie viele Anteile nimmst du wahr? Hast du sie bereits integriert?« Diese Fragen helfen dir, das richtige Tempo zu finden.

Lies die Heilreise langsam vor, und bleibe während des Lesens in Verbindung mit der Person. Sei dir dabei bewusst, dass das Höhere Selbst der behandelten Person die Leitung übernimmt und du nur die Reisebegleitung bist. Bleibe während der Reise mit deiner Aufmerksamkeit immer bei der Person, und halte eine positive Energie aufrecht.

Alle Anrufungen und Gebete, die während der Heilreise gesprochen werden sollen, sprichst du vor. Lasse sie dir von der geleiteten Person laut nachsprechen, das erhöht die Energie. Alles, was wir laut aussprechen, hat mehr Kraft, weil es vom Halschakra mit schöpferischer Energie aufgeladen wird.

Erkläre der Person, die du anleitest, dass sie nicht alles, was du ihr vorliest, bildhaft vor ihrem inneren Auge sehen muss. Die persönliche Wahrnehmung ist bei jedem unterschiedlich, und es ändert nichts an der Wirkung, ob dein Gegenüber Bilder sieht, Gefühle wahrnimmt oder sich die Szenen einfach nur vorstellt. Solange wir daran glauben, dass die Heilung geschieht, wird sie stattfinden, und zwar genau in dem Maße, wie es für die Seele jetzt richtig ist. Gib der Person nach der Reise genug Zeit, in aller Ruhe zurück ins Hier und Jetzt zu kommen.

Während der Reise ist Heilung von alten Traumata und Verletzungen geschehen. Im Nachgespräch solltet ihr nicht wieder in die alten Emotionen eintauchen, damit diese nicht zurückgeholt werden. Konzentriert euch stattdessen auf die positiven und heilsamen Erfahrungen der Reise. Sprich ruhig an, dass wir, wenn wir immer wieder in das alte Leid zurückkehren, es nicht loslassen und uns eine große Heilungschance verwehren.

DIE ENGEL-ENERGIEBEHANDLUNG

Schon seit vielen Jahren beschäftige ich mich intensiv mit den Erzengeln. Ich zeige, wie man sich selbst mit den Engelenergien behandeln kann, und bilde Menschen darin aus, Engel-Energiebehandlungen durchzuführen und Heilreisen anzuleiten. Während meiner Arbeit haben mich stets die Lichtwesen angeleitet. In diesem Kapitel des Buches gebe ich dir Anrufungen und Anleitungen an die Hand, mit denen du die Hilfe aus hohen Dimensionen auf die irdische Ebene leitest, um andere Menschen damit zu verbinden und zu erfüllen. Bevor du damit beginnst, Engelenergie zu übertragen, empfehle ich dir, alle Energiebehandlungen dieses Buches mindestens dreimal für dich selbst anzuwenden. Erst einmal ist es wichtig, gut für sich selbst zu sorgen. Das, was du selbst empfängst und erfährst, wirst du in Klarheit und Kraft weitergeben können. Dein ganzes Energiesystem wird nach der Behandlung höher schwingen, und die Engelenergie kann leichter durch dich wirken.

VORBEREITUNG

An den Tagen, an denen du eine Engel-Energiebehandlung geben möchtest, empfehle ich dir zur Vorbereitung die intensive Erzengel-Chakra-Meditation (siehe S. 19) und auch den morgendlichen Schutzkreis (siehe S. 22). Wenn alle deine Chakras gereinigt und geklärt sind und du einen guten Schutz hast, solltest du außerdem den Behandlungsort reinigen, bevor du mit deinen Sitzungen beginnst. Du kannst dazu Erzengel Michael bitten, den Raum mit seinem blauen Heilstrahl von allen negativen und destruktiven Energien zu befreien.

Sorge in dem Raum, in dem du die Behandlung geben möchtest, für eine angenehme Atmosphäre. Du kannst dazu Kerzen anzünden und entspannende, meditative Musik laufen lassen. Die zu behandelnde Person sollte sich vollkommen wohlfühlen und während der Behandlung auf dem Rücken liegen. Ob auf einer Liege oder auf einer Matte auf dem Boden, ist egal. Oft ist es hilfreich, wenn die Beine durch eine Rolle unter den Knien entlastet werden. Ich empfehle, alle Handys außerhalb des Behandlungsraums zu verwahren, da von ihnen Schwingungen ausgehen, die sich kontraproduktiv auf die Engelenergien auswirken.

Kläre zu Beginn, welches Thema heute wichtig für die zu behandelnde Person ist. Wähle dann entsprechend ihrer aktuellen Lebenssituation die passende Engel-Energiebehandlung aus.

Folge zuerst dem unten beschriebenen Ablauf. Danach konzentriere dich auf das Chakra und den Erzengel, die du für diese Behandlung gewählt hast.

Verbinde dich mit den folgenden Worten, die du laut oder in Gedanken aussprichst, energetisch mit der Person, die du behandeln möchtest: »Ich verbinde die Liebe, die mich kreiert hat und erhält, mit der Liebe, die dich kreiert hat und erhält. Ich sehe dich in deiner Ganzheit, ich arbeite zum höchsten Wohle deiner Seele, ich liebe dich, und ich danke dir für dein Vertrauen.« Wir sind alle energetisch miteinander verbunden, und mit dieser Formel richtet sich dein Bewusstsein auf das höchste Wohl der anderen Person aus.

Während der Engel-Energiebehandlung ist das Gebet sehr wichtig, denn es unterstützt die Heilung. Leite die Person, die du behandelst, an, es laut auszusprechen. Du kannst es dazu vorlesen und die Worte wiederholen lassen. Du kannst das Heilgebet auch aufschreiben und der Person mitgeben, damit sie es noch einundzwanzig Tage lang jeden Abend sprechen kann. Wenn etwas einundzwanzig Tage lang gesprochen wird, ist es in allen Bewusstseinsebenen verankert und zur Realität geworden.

DURCHFÜHRUNG

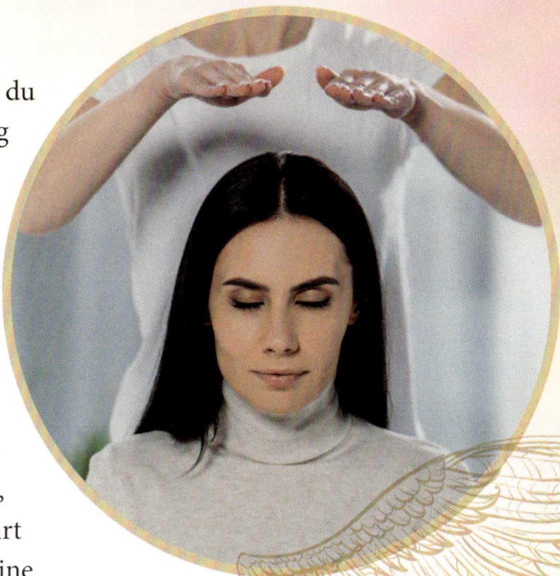

Die Länge einer Behandlung kannst du selbst bestimmen. Meiner Erfahrung nach muss das menschliche System jedoch erst eine Weile zur Ruhe kommen, um wirklich offen zu sein und empfangen zu können. Somit kann die Dauer der Behandlungen zwischen einer und anderthalb Stunden variieren.

Bevor die Engel-Energiebehandlung beginnt, solltest du besprechen, ob die Person währenddessen berührt werden möchte. Falls nicht, halte deine Hände während der Energieübertragung immer etwa zehn Zentimeter über die angegebenen Körperstellen.

Deine innere Haltung während der Energieübertragung sollte widerspiegeln, dass alles nur zum höchsten Wohle der zu behandelnden Person geschieht. Jegliche Erwartungshaltung kann die Wirkung der Behandlung hemmen. Sei gewiss, dass Heilung geschieht. Wie diese aussieht, können nur die behandelte Seele und die Lichtbegleiter beeinflussen.

Halte deine Hände zehn Minuten über das Chakra, das du behandeln möchtest. Während du die Energie überträgst, kannst du im Geiste immer wieder den Namen des Erzengels, der dieses Chakra hütet und dessen Energie durch dich fließt, wiederholen. Schweife möglichst nicht in eigene Gedanken ab, sondern konzentriere dich auf die Energie. Lasse sie zuerst dich in deinem ganzen Sein erfüllen, bevor du sie an die Person weitergibst, die du behandelst.

Sprich dann laut oder in Gedanken folgende Worte: »Mein göttliches Höheres Selbst, öffne jetzt bitte mein Kronenchakra, mein Herzchakra, mein Basischakra, meine Hand- und Fußchakras so weit, wie es gut für mich ist, und lasse so viel Energie durch mich fließen, wie es für mich und den anderen gut ist. Aus der Tiefe meines Herzens beschließe ich, keinerlei Fremdenergien anzunehmen.

Ich bitte jetzt den Erzengel …, sein Licht in der Intensität durch mich fließen zu lassen, wie es für mich und den anderen gut ist.«

In dem Moment, in dem du die Worte ausgesprochen oder gedacht hast, wird die heilsame Kraft des Erzengels, den du angerufen hast, durch dich strömen.

Stelle dir vor, wie das Licht des jeweiligen Erzengels über dein Kronenchakra in deinen Kopf, deinen Hals, deinen ganzen Rumpf, deine Arme und deine Hände, deine Beine und deine Füße fließt. Lasse dich zuerst vollkommen erfüllen, und stelle dir dann vor, wie das Licht des Erzengels aus deinen Handflächen strömt.

Bilde mit deinen Händen eine Schale, umfasse den Hinterkopf der zu behandelnden Person liebevoll, und lasse die Energie des Erzengels fließen. Dabei kannst du Folgendes denken: »Mögen jetzt alle Gedanken und Energien, die dich belasten, zum höchsten Wohle deiner Seele in reines Licht und reine Liebe gewandelt werden.« Behalte diese Position fünf Minuten bei oder so lange, bis du spürst, dass keine Energie mehr fließt. Bleibe noch eine Minute lang mit deiner Konzentration bei dem Erzengel, und wiederhole im Geiste seinen Namen.

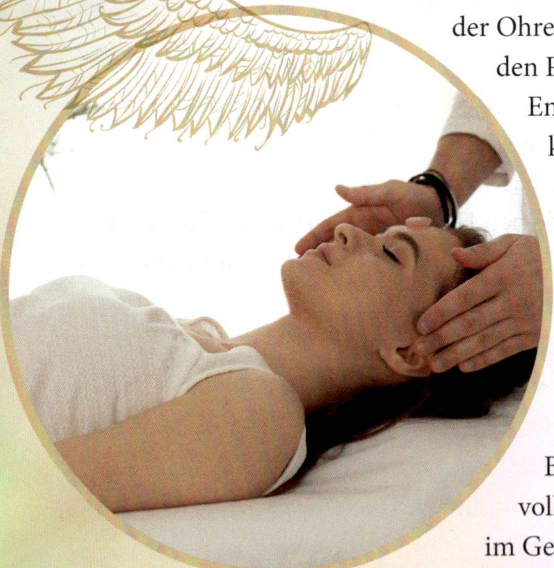

Nun halte deine Hände links und rechts auf Höhe der Ohren an den Kopf der zu behandelnden Person. Du kannst während der Energieübertragung Folgendes denken: »Mögen alle Worte, die dich verletzt haben und die nicht zum höchsten Wohle deiner Seele sind, jetzt in Liebe und Licht gewandelt werden.« Behalte diese Position fünf Minuten bei oder bis du das Gefühl hast, dass die Energie des Engels nachlässt. Bleibe noch eine Minute in der vollen Konzentration, und wiederhole im Geiste den Namen des Erzengels.

Lege eine Hand auf das Kronenchakra und eine Hand auf die Stirn der zu behandelnden Person. Du kannst während der Energieübertragung Folgendes denken: »Möge dein Drittes Auge sich in der Intensität öffnen, wie es gut für dich ist. Mögest du deine Engelwesen und geistigen Helfer in dem Maße wahrnehmen, wie es gut für dich ist.« Halte deine Hände fünf Minuten in dieser Position oder so lange, bis du das Gefühl hast, dass die Energie weniger wird. Bleibe mit deiner Konzentration noch eine Minute bei dem Erzengel, und wiederhole im Geiste seinen Namen.

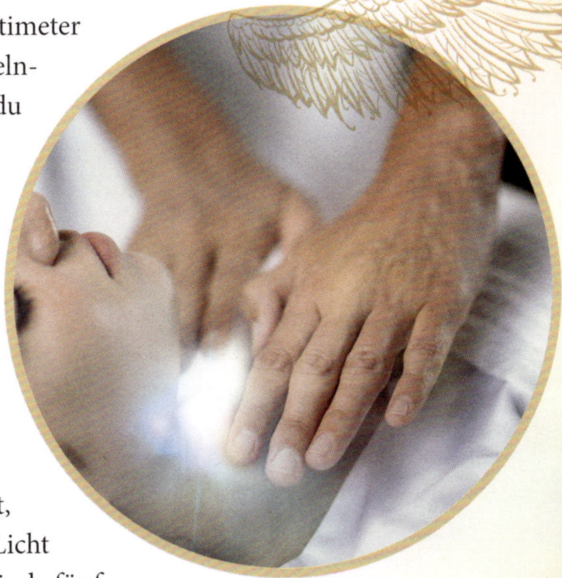

Halte jetzt eine Hand etwa fünf Zentimeter über das Halschakra der zu behandelnden Person. Die andere Hand legst du sanft unterhalb ihres Schlüsselbeins auf. Während der Energieübertragung kannst du Folgendes denken: »Mögen sich alle Situationen, in denen du verletzende Worte ausgesprochen hast, jetzt für alle Beteiligten friedvoll wandeln. Mögen sich alle Worte, die du aufgrund von Hemmungen und Angst nicht ausgesprochen hast, jetzt aus deinem Hals lösen und in Licht und Liebe auflösen.« Halte deine Hände fünf Minuten in dieser Position oder so lange, bis du das Gefühl hast, dass die Energie aus deinen Händen aufhört, zu fließen. Bleibe noch eine Minute lang mit deiner Konzentration bei dem Erzengel, und wiederhole im Geiste seinen Namen.

Lege deine Hände sanft unter die Schulterblätter der zu behandelnden Person. Während der Energieübertragung kannst du Folgendes denken: »Mögen dir die Lichtwesen jetzt alles von deinen Schultern nehmen, was nicht mehr zum höchsten Wohle deiner Seele ist. Mögest du die Befreiung erfahren, die jetzt gut für dich ist.« Halte diese Position fünf Minuten oder so lange, bis du spürst, dass die Energie aus deinen Händen nachlässt. Bleibe noch eine Minute lang in der vollen Konzentration, und wiederhole im Geiste den Namen des Erzengels.

Umfasse mit jeweils einer Hand sanft ein Schultergelenk der zu behandelnden Person. Während der Energieübertragung kannst du Folgendes denken: »Mögest du dich stets geborgen, gehalten und geliebt fühlen, wenn dies zum höchsten Wohle deiner Seele ist.« Lasse deine Hände fünf Minuten in dieser Position oder so lange, wie du das Gefühl hast, dass die Engelenergie fließt. Bleibe noch eine Minute lang in voller Konzentration, und wiederhole im Geiste den Namen des Erzengels.

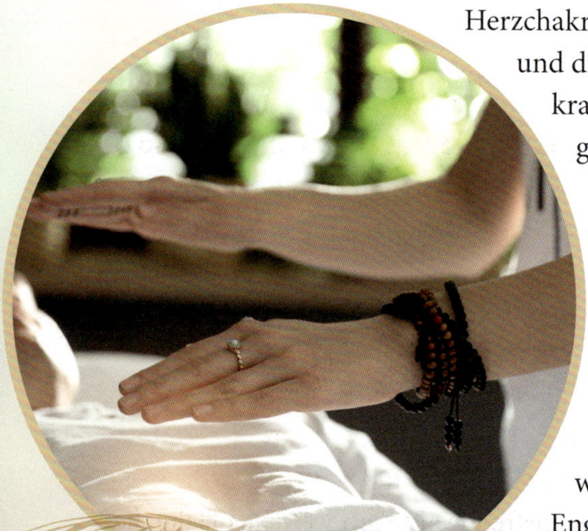

Halte eine Hand etwa zehn Zentimeter über das Herzchakra der zu behandelnden Person und die andere über ihr Solarplexuschakra. Während der Energieübertragung kannst du Folgendes denken: »Möge die lichte, heilsame Energie dich von Blockaden, Herzensbrüchen, Schocks und Traumata befreien, die nicht zum höchsten Wohl deiner Seele sind.« Bleibe fünf Minuten in dieser Position oder so lange, wie du das Gefühl hast, dass die Engelenergie fließt. Bleibe mit deiner Konzentration noch eine Minute bei dem Erzengel, und wiederhole im Geiste seinen Namen.

Lege deine Hände so auf die rechte Körperseite der zu behandelnden Person, dass du die Leber und einen Teil des Unterbauchs abdeckst. Während der Energieübertragung kannst du Folgendes denken: »Mögen sich Wut, Angst und Groll, die nicht zum höchsten Wohle deiner Seele sind, jetzt im Lichte des Erzengels zu Liebe wandeln. Halte diese Position etwa fünf Minuten oder so lange, bis du das Gefühl hast, dass die Engelenergie aus deinen Händen nachlässt. Bleibe noch eine Minute in voller Konzentration, und wiederhole im Geiste den Namen des Erzengels.

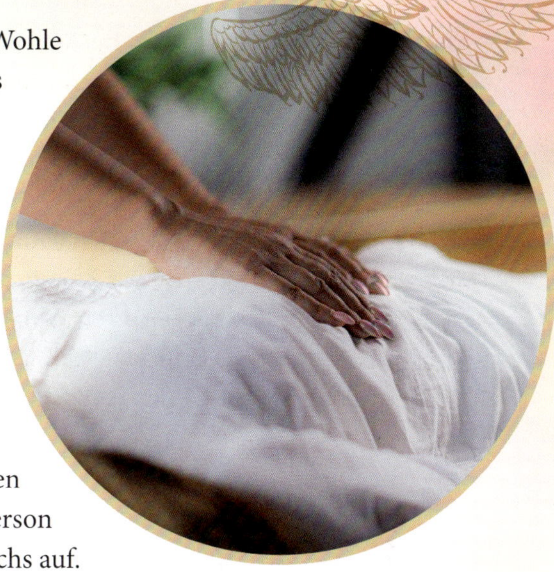

Lege deine Hände sanft auf der linken Körperseite der zu behandelnden Person in Höhe der Milz und des Unterbauchs auf. Während der Energieübertragung kannst du Folgendes denken: »Mögen sich all deine Sorgen auflösen, die nicht zum höchsten Wohle deiner Seele sind.« Halte diese Position etwa fünf Minuten oder so lange, bis du das Gefühl hast, dass die Engelenergie aus deinen Händen nachlässt. Bleibe mit deiner Konzentration noch eine Minute lang bei dem Erzengel, und wiederhole im Geiste seinen Namen.

Lege eine Hand auf den Unterbauch der zu behandelnden Person und eine Hand auf das Ende ihres Rumpfes. Wenn du möchtest, kannst du während der Energieübertragung Folgendes denken: »Mögen sich alle Blockaden auflösen, die jetzt zum höchsten Wohle deiner Seele verschwinden dürfen. Mögest du gut geerdet sein, und möge deine Lebensfreude aktiviert werden.« Halte diese Position weitere fünf Minuten oder so lange, bis du fühlst, dass die Energie aus deinen Händen sich verringert. Bleibe mit deiner Konzentration noch eine Minute bei dem Erzengel, und wiederhole im Geiste seinen Namen.

Lege deine Hände auf beide Knie der zu behandelnden Person. Wenn du möchtest, kannst du während der Energieübertragung Folgendes denken: »Mögest du in allen Bereichen so flexibel sein, dass du ein harmonisches Leben führen kannst.« Halte diese Position weitere fünf Minuten oder so lange, bis du merkst, dass sich die Energie aus deinen Händen verringert. Bleibe noch eine Minute in der vollen Konzentration, und wiederhole im Geiste den Namen des Erzengels.

Lege deine Hände auf die Fußsohlen der zu behandelnden Person. Wenn du möchtest, kannst du während der Energieübertragung Folgendes denken: Mögest du deine Schritte zum höchsten Wohle deiner Seele in ein friedvolles und gesundes Leben lenken.« Bleibe fünf Minuten in dieser Position oder so lange, bis die Engelenergie aus deinen Händen abebbt. Bleibe eine weitere Minute lang in der vollen Konzentration, und wiederhole im Geiste den Namen des Erzengels.

Jetzt widme dich dem Chakra, das für das Thema steht, das heute bei der zu behandelnden Person heilsam berührt werden soll. Leite die Person an, das entsprechende Gebet einmal laut auszusprechen, während du deine Hände circa zehn Zentimeter über das Chakra hältst. Sprich die Worte im Geiste mit, und bleibe mit deiner Konzentration bei dem Erzengel, der für das Chakra steht. Halte diese Position fünf Minuten oder so lange, bis du das Gefühl hast, dass die Erzengelenergie, die aus deinen Händen strömt, nachlässt.

Halte zum Abschluss der Behandlung erneut die Fußsohlen der Person mit der Intention, diese zu erden. Stelle dir dazu vor, dass die Füße gut mit Mutter Erde verbunden sind. Lege danach deine Handflächen auf den Fußboden, und sprich folgende Worte: »Mein göttliches Höheres Selbst, schließe meine Chakras jetzt so weit und lasse so viel Energie in mir, wie es gut für mich ist. Schenke die überschüssige Energie Mutter Erde.« Danke dem Erzengel für sein Wirken.

DIE *Erzengel*

Erzengel Gabriel

Erzengel Gabriel erscheint oft in hellblauem und türkisfarbenem Licht. Sein Wesen ist erfüllt von Freiheit und Erlösung.

Mit ERZENGEL GABRIEL *Erlösung* finden und lernen, loszulassen

Die Lichtwesen an deiner Seite rufen dich immer wieder auf: »Sei sorglos und frei wie ein Kind. Übergib uns deine Sorgen.« Doch gerade an aufreibenden Tagen, an denen du viel grübelst und dir Sorgen machst, erscheint dies fast unmöglich. Aber verbessert sich deine Situation dadurch? Du sendest auf diese Weise nur negative Energien aus. Erzengel Gabriel steht mit seinem befreienden Licht der Erlösung immer an deiner Seite. Lasse deine Gedanken von seiner befreienden Energie durchströmen, dann wirst du es schaffen, positiv zu bleiben und statt Sorgen Zuversicht zu fühlen. Wenn du bereit bist, kannst du die Engel-Energiebehandlung und die meditative Heilreise dazu nutzen, Erzengel Gabriel in dein Leben einzuladen, und deinen Weg durch seine erlösende Kraft freier und sorgloser beschreiten.

Gebet

Lieber Erzengel Gabriel,
erlöse mich von Negativität,
und führe mich auf meinem
Lebensweg
in eine positive Richtung.
Ich danke dir.

Engel-Energiebehandlung

Richte dir einen Platz her, an dem du ungestört bist und bequem liegen oder sitzen kannst. Zünde eine Kerze mit der Intention an, Erzengel Gabriel zu empfangen. Wenn du möchtest, lasse während deiner Selbstbehandlung meditative Musik im Hintergrund laufen.
Überlege dir, welchen Groll oder welche Probleme oder Situationen, die dich belasten, du heute loslassen möchtest. Du kannst sie aufschreiben oder auch während deiner Selbstbehandlung intuitiv in dir aufsteigen lassen.
Nun sprich: »Mein göttliches Höheres Selbst, öffne mein Kronenchakra, mein Herzchakra, mein Basischakra, meine Hand- und Fußchakras jetzt so weit, wie es gut für mich ist. Aus der Tiefe meiner Seele beschließe ich, keinerlei Fremdenergien anzunehmen. Ich bitte jetzt Erzengel Gabriel, seine heilsame Energie in der Intensität durch mich fließen zu lassen, wie es gut für mich ist.«
Türkisfarbenes und hellblaues Licht, ausgesandt von Erzengel Gabriel, fließt nun durch deinen Kopf in dich herein. Lasse es deinen Kopf vollständig ausfüllen, und spüre, wie sich deine Augen, Augenlider und deine Kiefermuskulatur entspannen.
Das Licht fließt weiter bis in deinen Hals und entspannt deine Halswirbelsäule. Durch den Hals fließt es in deine Schultern und Schulterblätter, von dort aus

in deine Ober- und Unterarme bis in die Hände und Fingerspitzen hinein. Jede Stelle, durch die das Licht fließt, entspannt sich. Lasse dieses hellblaue und türkisfarbene Licht der Erlösung in jede Zelle deines Rumpfes strömen, durch deine Beckenschaufel in deine Oberschenkel und in die Knie, in die Waden und bis in die Zehenspitzen hinein. Falls du an einer Stelle Anspannung oder Verspannungen spürst, lasse das gnadenreiche Licht genau an diesen Stellen durch jede einzelne Zelle fließen. Nimm wahr, wie du dich immer leichter und befreiter fühlst und dich zunehmend entspannst. Diese erlösende Kraft, die dir heute vom Himmel geschenkt wird, befreit dich von alten, belastenden Energien. Lasse jede Zelle deines Körpers sich von diesem erlösenden Licht erfüllen. Dann atme in dein Herz hinein, und komme ganz darin an. Spüre das Licht des Erzengels Gabriel in deinem Herzen und schicke es nun über deine Schultern durch die Arme, durch deine Hände bis in deine Fingerspitzen. Lege deine Handflächen auf dein Herz, stelle dir vor, dass du dich in ihm befindest, und lasse dich vom Licht durchfluten. Erinnere dich nun an die Situation oder das Erlebnis, das du heute loslassen möchtest. Dann sprich: »Erzengel Gabriel, ich bitte dich: Lasse deine erlösende Gnade zu allen Beteiligten an dieser Situation fließen. Erlöse mich und jeden Beteiligten von destruktiven Energien, Sorgen und Negativität, und unterstütze und befreie uns zum höchsten Wohle aller. Ich bin bereit, mich friedvoll mit allen Beteiligten zu verbinden.«
Nimm wahr, wie die Gnade der Erlösung des Erzengels Gabriel die ganze Situation und alle Beteiligten erfüllt und wie Befreiung und Erlösung stattfinden. Wenn du dieses positive Bild ganz verinnerlicht hast, danke Erzengel Gabriel für sein Wirken. Atme ein paarmal tief ein und aus. Lege nun deine Hände auf den Boden, und sprich laut oder leise, wie es sich für dich richtig anfühlt: »Mein göttliches Höheres Selbst, schließe alle meine Chakras so weit, wie es gut für mich ist, und lasse so viel Energie in mir, wie ich brauche. Die überschüssige Energie sende ich an Mutter Erde.«

Meditative Heilreise

Erschaffe dir einen Ort, an dem du dich geborgen fühlst. Zünde eine Kerze mit der Intention an, Erzengel Gabriel einzuladen. Atme tief in dein Herz hinein, und komme ganz in ihm an. Bitte nun dein Höheres Selbst, dich zu leiten und zu führen.

Stelle dir vor, du stehst auf einer wunderschönen Wiese und die Sonne scheint. Spüre Mutter Erde unter deinen Füßen und die warmen Sonnenstrahlen auf deiner Haut. Sieh dich um – welche Farben haben die Blumen auf deiner Wiese, die ein Teil deiner Seelenlandschaft ist? Gib dir ein paar Minuten Zeit, um ganz hier anzukommen. Nimm die Liebe deines Höheren Selbst wahr und, wie es dich begleitet.

In nicht allzu weiter Ferne entdeckst du einen See, zu dem es dich hinzieht. Setze deine Schritte ganz bewusst. Je näher du kommst, desto größer wird seine Anziehungskraft. Kurz bevor du den See erreichst, erkennst du Erzengel Gabriel, der über ihm schwebt. Du kannst deinen Blick nicht von ihm abwenden, sein Wesen berührt dein Herz auf eine wärmende und verzaubernde Weise. Voller Freude sieht er dich an. Nun bemerkst du, dass deine Hosentaschen voller Steine sind – sie erschweren dein ganzes Sein.

Nimm nun einen Stein heraus, und denke an ein Problem oder eine Herausforderung, wegen dessen oder derer du dich sorgst. Hauche die Sorgen mit deinem Atem in den Stein. Verbinde dich nun von Herz zu Herz mit der hellblau- und türkisfarben leuchtenden Lichtgestalt. Sprich laut oder leise, wie es dir lieb ist: »Lieber Erzengel Gabriel, ich bitte dich um vollkommene Erlösung von dieser Situation und um eine göttliche Lösung zum Wohle aller Beteiligten.«

Wirf den Stein in den See, auf dessen Grund er sanft hinabsinkt und wie ein Stern zu leuchten beginnt. Jede Situation, die dein Herz beschwert, kannst du nun auf diese Weise in die Hände der Engel legen. Du hast die Zeit, die du brauchst, um alles, was in dein Bewusstsein kommt, dem See zu übergeben. Mit jedem Stein, der im See zu leuchten beginnt, schwebt Erzengel Gabriel näher an dich heran. Vielleicht kannst du spüren, wie dein Herz leichter wird und du immer mehr von Frieden erfüllt wirst.

Nachdem du alles Beschwerliche losgelassen hast, spürst du, wie sich deine Füße vom Boden lösen und du auf Gabriel zuschwebst. Sein Licht der Güte flutet dein Herz. Er reicht dir seine Hände, und gemeinsam schwebt ihr nun über den See.

Vom Grund des Sees leuchten euch deine Steine in verschiedenen Farben wie Sterne zu. Von ihnen losgelöst, blickst du auf sie hinab und spürst, wie Zuversicht dein Herz erfüllt. Du weißt nun, dass der Himmel dir hilft und dass es für alles eine Lösung gibt, auch wenn du sie gerade noch nicht kennst. Blicke vom See auf zu Gabriel, und sprich: »Lieber Erzengel Gabriel, in deinem Licht fühle ich mich frei, vital und voller Lebenskraft.«

Wiederhole diese Worte, und nimm wahr, wie Gabriels Energie dich erfüllt. Langsam schwebt ihr beide wieder an das Ufer des Sees.

Gabriel verabschiedet sich liebevoll von dir. Danke ihm für seine Unterstützung. Seine Hilfe steht dir stets zur Verfügung. Atme einige Male tief ein und aus, und komme zurück ins Hier und Jetzt. Genieße deine neu gewonnene Freiheit und Vitalität.

Mit ERZENGEL GABRIEL *Übergänge* meistern

Erzengel Gabriel begleitet unsere Seelen, wenn wir auf der Erde inkarnieren, und führt uns, wenn wir unseren irdischen Körper verlassen, in unsere himmlische Heimat zurück. Gabriel unterstützt uns dabei, wenn wir uns dafür entscheiden, einen positiven und liebenden Lebensweg zu gehen.

Wenn eine Seele aus den lichten Reichen der hohen Dimensionen in einen Körper geboren wird, geschieht es im Schutze von Erzengel Gabriel. Sein Licht umhüllt uns, lässt uns in Leichtigkeit baden und bereitet die Seele darauf vor, im irdischen Körper einzuziehen. Wenn wir uns im Seelenreich für ein irdisches Leben entscheiden, wissen wir, dass die Energien dort grobstofflicher sind. Wir kommen aus bedingungsloser Liebe, sind aus ihr erschaffen worden und inkarnieren uns in einer Welt, in der jene erlernt werden möchte. Alle

Seelen auf dieser Erde haben das eine Ziel: vollkommene Liebe zu leben mit jedem Atemzug. Wenn wir Seelen uns für ein menschliches Leben entscheiden, geht es um die Lernerfahrung, das vollkommene Licht in uns auch in der Dunkelheit anzuerkennen und dieses nach außen zu projizieren.

Das Problem in unserer Welt ist, dass die meisten sich von ihrem Verstand leiten lassen. Somit handeln sie rational und meist nicht aus Liebe. Verbinde dich bei allem, was du tust, mit deinem Herzen. Fühle in dein Herz hinein, und nimm wahr, was es möchte. Das innere Wissen, das in uns allen angelegt ist und auch deinem Herzen innewohnt, wird in einem entspannten und friedlichen Zustand für uns zugänglich. Dann wird uns bewusst, dass wir alle liebende Wesen sind. Wenn wir jedoch in ein negatives Umfeld gelangen, kann es schnell passieren, dass wir uns von diesen Energien anstecken lassen.

Erzengel Gabriel ruft dir heute zu: »Erinnere dich! Erinnere dich an das unendliche Licht in dir. Konzentriere dich auf dieses Licht, und strahle es aus, damit die Negativität in deinem Umfeld sich ins Positive wandeln kann. Und wenn die Wesen in deinem Umfeld nicht bereit dafür sind, dass die Energie sich ins Positive wandelt, dann bleibe du dennoch in deiner liebenden Energie, genieße dich, und lasse dich nicht davon beeinflussen, was im Außen ist.«

Der türkisfarbene Strahl des Erzengels Gabriel geleitet dich aus der Dunkelheit ins Licht. Auch das ist ein Übergang, wenn du dich dafür entscheidest, aus dem Massenbewusstsein, das zumeist noch im Dunklen steckt, auszutreten, in deine eigene Welt der Liebe einzutreten und in dieser zu leben. Wir müssen lernen, zu akzeptieren, dass andere Menschen andere Erfahrungen machen möchten, ohne sie dafür zu verurteilen. Erinnere dich an den liebenden Kern in dir, Erzengel Gabriel hilft dir dabei. Wenn du in positiver Energie bleibst, kannst du dir deine eigene, positive Welt erschaffen.

Erzengel Gabriel unterstützt dich mit seiner unendlichen Liebe zu dir dabei, ein Leben in Freiheit und liebevoller Stärke zu führen. Mache dir bewusst, dass dies deine Entscheidung ist. Und jedes Mal, wenn du das Gefühl hast, das Negative hat dich ergriffen, bitte Erzengel Gabriel, dir sein Licht zu senden. Er befreit dich, hält dich an der Hand, führt dich in dein inneres Licht und hilft dir, deine Welt positiv zu gestalten. Er füllt dich auf mit innerer Freiheit und Leichtigkeit.

Wenn du ein Kind bekommst oder in deinem Umfeld Kinder geboren werden, kannst du ganz bewusst Erzengel Gabriel bitten, den Übergang aus dem unendlichen Feld der Liebe in die grobstoffliche Welt unserer Erde sanft, liebevoll und geschützt geschehen zu lassen. Und verlässt dich ein Mensch, eine Seele aus deinem Umfeld, so bitte Erzengel Gabriel, alle Beteiligten mit seinem unendlichen Licht einzuhüllen, ihre Ängste aufzulösen und einen liebenden Fluss der Befreiung, der Leichtigkeit und des Lichts zu erschaffen.

Gebet der Empfängnis und Geburt

Lieber Erzengel Gabriel,
begleite mit deinem türkisfarbenen Strahl des Übergangs
die Seele voll Liebe und Sanftheit aus den himmlischen Reichen
in den menschlichen Körper.
Halte, schütze, segne sie im Mutterleib.
Begleite das neugeborene Kind aus dem Leib der Mutter
hinaus in ihre Arme.
Lasse deine schützende Hülle sie umgeben
von der Ankunft im Körper bis zur Geburt.
Hülle Mutter, Kind und Vater in deine Gnade
der erlösenden, liebenden Kraft ein.
Ich danke dir.

Gebet des Sterbens

Lieber Erzengel Gabriel,
umhülle diesen Körper, diesen Geist, diese Seele
mit deinem türkisfarbenen, befreienden, erlösenden Licht.
Unterstütze die Seele dabei, sich sanft und liebevoll
aus dem Körper zu lösen. Trage sie in deinem schützenden,
liebevollen Strahl in die Dimension der himmlischen Reiche,
in der sie in vollkommener Harmonie und Liebe sein kann.
Unterstütze alle Hinterbliebenen mit deinen befreienden
Kräften dabei, loszulassen und einen sanften
und liebenden Übergang zuzulassen.
Ich danke dir.

Gebet für deine positive Welt

Lieber Erzengel Gabriel,
umhülle und erfülle mich mit deinem türkisfarbenen Strahl
der Leichtigkeit und Erlösung.
Ich bin bereit, mein Leben mit deiner Hilfe liebevoll
und positiv zu gestalten.
Ich lasse heute alle negativen Energien hinter mir zurück
und entscheide mich aus der Tiefe meiner Seele dafür,
auch die Welt positiv zu gestalten.
Ich danke dir.

Engel-Energiebehandlung

Erschaffe dir einen Ort, an dem du ungestört bist. Zünde eine Kerze in der Intention an, Erzengel Gabriel zu empfangen, und lasse dich von leiser Hintergrundmusik tragen.

Lege oder setze dich so bequem wie möglich hin. Atme ein paarmal tief ein und aus, und komme ganz in deinem Herzen an. Sprich nun folgende Worte laut: »Mein göttliches Höheres Selbst, bitte öffne mein Kronenchakra, mein Herzchakra, mein Basischakra, meine Hand- und Fußchakras jetzt so weit, wie es gut für mich ist. Aus der Tiefe meiner Seele beschließe ich, keinerlei Fremdenergien zuzulassen. Ich bitte jetzt Erzengel Gabriel, seinen türkisfarbenen Strahl in der Intensität durch mich fließen zu lassen, wie es gut für mich ist.«

Kraftvoll, unterstützend und voller Licht hüllt dich nun der türkisfarbene Strahl des Erzengels Gabriel ein. Er erfüllt dein gesamtes Energiefeld. Du befindest dich jetzt in der Lichtsäule von Erzengel Gabriel, und sein Licht strömt in deinen ganzen Körper hinein. Leichtigkeit, Erlösung und eine liebende Fürsorge durchfluten dich. Lasse diese Energien bewusst in jede Zelle deines Körpers fließen – zunächst in deinen Kopf, wo sich nun jede Zelle entspannt und sich mit Leichtigkeit füllt. Das Licht fließt weiter in deinen Hals, und auch dieser entspannt sich. Es strömt in deinen Rumpf hinein, in deine Beine, Knie und Waden bis in die Füße. Es erfüllt deine Oberarme, deine Unterarme bis in die Hände hinein. Jede Zelle deines Körpers beginnt, im Licht von Erzengel Gabriel zu leuchten. Leichtigkeit und Erlösung erfüllen dich, und du fühlst dich leicht und geliebt.

Sprich folgendes Gebet: »Erzengel Gabriel, erlöse jede Zelle meines Seins von Negativität, Angst und destruktiven Energien, und erfülle mich mit Leichtigkeit, lichter und unterstützender Liebe.«

Spüre, wie dich Erzengel Gabriel mit seiner liebenden Präsenz erfüllt.

Nimm dir die Zeit, in diesem Zustand zu verweilen, und falls du irgendwo im Körper Verspannungen oder Anspannung spürst, lasse diese Bereiche besonders intensiv von dem türkisfarbenen Licht des Erzengels Gabriel durchfluten.

Konzentriere dich nun auf deine Hände, und nimm wahr, wie das türkisfarbene Licht Gabriels aus deinen Handflächen hinausströmt.

Falls du Angst oder Wut verspürst, lege deine Hände genau auf die Körperstellen, in denen sich die negativen Emotionen manifestieren, und flute sie mit Gabriels Energie. Lasse dann das Licht noch einmal ganz gezielt durch jede einzelne deiner Zellen fließen, und spüre, wie das segensreiche, liebevolle Licht dich durchströmt und der türkisfarbene Strahl dich befreit und mit Leichtigkeit erfüllt. Nimm die erlösende Kraft wahr.

Sprich nun folgendes Gebet laut aus: »Lieber Erzengel Gabriel, ich bitte dich, begleite mich aus negativen Bereichen meines Lebens in meine eigene, liebevolle und friedvolle Welt. Befreie mich von alten Verhaltensweisen der Destruktivität, und erfülle mich mit Leichtigkeit. Ich bin bereit, den Schritt aus der Negativität in meine eigene, positive Welt zu gehen.«

Stelle dir im Geiste dein Zuhause vor. Es wird von einer türkisfarben schimmernden, lichtvollen Hülle umgeben. Das türkisfarbene Licht löst jegliche dunkle Energie auf und erfüllt dein ganzes Zuhause mit Leichtigkeit und Erlösung. Stelle dir jetzt dich in diesem leuchtenden Heim vor, und spüre, wie sich eine liebende Zuversicht in dir ausbreitet. Wenn du möchtest, kannst du diese lichte, kraftvolle Hülle sich über alle Wohnungen, Häuser und Orte ausbreiten lassen, an die du Befreiung und Erlösung senden möchtest.

Stelle dir schließlich vor, dass diese schillernde Kraft dich und dein Leben umgibt. Auch wenn ein Mensch in deinem Umfeld negative Schwingungen verbreitet, kannst du nun bei dir selbst bleiben, glücklich sein und die Welt mit deinem Glück segnen, dem Glück in dir. Danke Erzengel Gabriel, und wisse, er ist immer da, wenn du ihn rufst.

Nun sprich folgende Worte laut oder leise, wie es für dich richtig ist: »Mein göttliches Höheres Selbst, schließe alle meine Chakras jetzt so weit, wie es gut für mich ist, und lasse so viel Energie in mir, wie ich brauche.« Lege deine Hände auf den Fußboden, und schenke Mutter Erde die überschüssige Energie.

Meditative Heilreise

Erschaffe dir einen Ort, an dem du dich geborgen fühlst und von dem aus du diese meditative Reise antreten kannst. Leise Musik im Hintergrund kann dich dabei unterstützen. Zünde eine Kerze mit der Intention an, dass du jetzt Erzengel Gabriel zu dir einlädst. Atme ein paarmal tief ein und aus.

Du befindest dich auf einer wundervollen, von Blumen bedeckten Wiese. Dieser Ort lässt in dir ein Gefühl der Geborgenheit aufsteigen. Sonnenstrahlen streicheln sanft deine Haut, und unter deinen Füßen spürst du Mutter Erde, die dich liebevoll trägt.

Bitte jetzt dein Höheres Selbst um seine Führung. Aus nicht so weiter Ferne nähert sich dir ein leuchtendes, goldenes Licht. Als es näher kommt, erkennst du, dass es eine Lichtgestalt ist, und nimmst wahr, dass sie dir ähnlich sieht. Sie ist ein Teil von dir, der voller Liebe für dich strahlt. Jetzt steht er vor dir. Umarme ihn, und dieses Wesen verwandelt sich in reines Licht, das in dich hineinfließt. Selbstwert und Selbstliebe weiten sich wie ein heilsamer Balsam in dir aus. Jede Unsicherheit löst sich auf.

Gehe ein paar Schritte über deine Wiese, und sieh dich um. In der Ferne erblickst du einen Fluss, über den eine Brücke führt, und du hörst das Rauschen des Wassers.

Dieser Fluss zieht deine Aufmerksamkeit auf sich. Gehe zu ihm hin. Die gegenüberliegende Seite des Ufers ist von einem samtigen, schillernden Glanz umgeben. Die Pflanzen und auch die Atmosphäre sind in ein seidiges Licht getaucht. Es fühlt sich friedvoll und glücklich an.

Bitte nun Erzengel Gabriel mit folgenden Worten zu dir: »Lieber Erzengel Gabriel, ich bitte dich, erfülle mich mit deinem türkisfarbenen, befreienden Strahl der Leichtigkeit und des Übergangs.«

Vor der Brücke bildet sich eine große, strahlende und imposante Lichtsäule. Du nimmst eine Liebe und Leichtigkeit wahr, die dich zunehmend erfüllen. Vielleicht kannst du jetzt Erzengel Gabriel sehen, hören oder fühlen, oder du stellst ihn dir einfach vor. Auf spiritueller Ebene steht fest, dass Erzengel Gabriel sich in deinem Energiefeld befindet. Stelle dich in die Lichtsäule, und lasse die Energie der Erleichterung und Befreiung dich aufladen. Das Licht dieser

Säule erfüllt jetzt auch die gesamte Brücke. Wenn du möchtest und dazu bereit bist, wird Erzengel Gabriel dich dabei unterstützen, auf die andere Seite des Flusses und somit in deine eigene, positive Welt zu gelangen.

Mache dir noch einmal bewusst, dass du hier auf der Seite, auf der du gerade noch stehst, Negativität und die Bereitschaft, in negativen Lebenskonzepten zu verharren, zurücklässt. Was auch immer dich umgeben mag, du kannst stets in der Energie der Liebe und des Friedens bleiben. Selbst wenn es dir nicht immer gelingt, sofort zu erkennen, dass du gerade in Negativität verweilst, und schnell in deine Welt der Harmonie und des Friedens zurückzukehren, nachdem du heute diese Brücke überquerst, entscheidest du dich für ein glücklicheres Leben. Auch wenn gerade Stürme um dich toben, Erzengel Gabriel wird dich schützen, von Negativität befreien, leiten und den dir innewohnenden Kern der bedingungslosen Liebe stärken. Bitte ihn darum, deine Gabe der Akzeptanz zu kräftigen.

Jetzt gehe Schritt für Schritt in dem Bewusstsein über deine Brücke, dass jeder Schritt dich in deine Welt des Herzens und der Liebe trägt. Bitte Erzengel Gabriel, dich mit seinem Licht des liebevollen und behüteten Übergangs zu unterstützen. Erfüllt von diesem Licht, fühlst du dich beinahe schwerelos, als würdest du getragen. Mit Leichtigkeit erreichst du das andere Ufer. Setze dich in das Gras, und nimm die Atmosphäre, die dich innerlich erhebt, in dir auf. Lasse dich durchdringen von der Energie deiner liebevollen Welt.

Bitte nun Erzengel Gabriel darum, um dich eine Hülle des Lichtes zu bilden. Sanft, freundlich, leicht und schillernd umgibt dich dieses Feld, in dem du dich geborgen fühlst und ganz bei dir selbst sein kannst. Das Lichtfeld wird dich ab jetzt immer umhüllen. Jedes Mal, wenn du dich daran erinnerst, wird es sich wieder aufladen. Bitte Erzengel Gabriel darum, dich und deine Welt einmal täglich mit seinem Licht zu stärken und zu unterstützen.

Atme tief ein und aus, und wenn du so weit bist, komme zurück ins Hier und Jetzt.

Mit ERZENGEL GABRIEL das *Halschakra* heilen

Erzengel Gabriel ist der Hüter unseres Halschakras. Sein Licht unterstützt uns, unsere Herzensweisheit und -wahrheit auszusprechen. Wir empfangen über das Halschakra zudem Botschaften des Himmels. Wenn wir mit Engeln in Kontakt treten und sie channeln, fließt die göttliche Energie durch unser Kronenchakra zu unserem Halschakra, indem wir diese in Worte umwandeln und aussprechen, was wir vom Himmel empfangen haben. Die meisten von uns haben früh gelernt, die eigene Herzenswahrheit nicht mehr offen auszusprechen. »Das tut man nicht« oder »Das sagt man nicht« sind Sätze, die sich oft aus der Kindheit tief in unser Gedächtnis eingeprägt haben und uns in unserer Energie noch heute belasten und blockieren. Vielleicht hast du einmal etwas gesagt, was bei deinem Gegenüber Wut oder Ärger ausgelöst hat. Oder ein anderer ist durch deine Worte sehr traurig geworden. Solche Situationen haben zur Folge, dass wir nicht mehr aussprechen, was wir denken und fühlen. Dieses Verhalten blockiert unser Halschakra und somit unsere Kreativität und unseren Selbstausdruck. Wir verlieren das natürliche Gefühl dafür, wie wertvoll und heilsam die Worte sind, die unserem Herzen entspringen. Lassen wir unser Herz sprechen, fließen kreative und heilsame Energien von uns in unser Umfeld, und wir haben die Möglichkeit, mit ihnen zu trösten, zu unterstützen, hilfreich zu wirken und Lösungen zu schenken. Jeder Mensch ist einzigartig und hält bestimmte Gaben für diese Welt bereit. Ob wir tatsächlich bereit sind, diese zu verschenken, hängt davon ab, wie gut wir mit unserem Herzen verbunden sind.

Erzengel Gabriel will dich heute dabei unterstützen, dein Halschakra von alten, blockierenden Energien zu befreien, die verhindern, dass du deine Wahrheit aussprichst. Er lässt seine heilsame Energie in dir wirken und verbindet dein Kronenchakra, dein Halschakra und dein Herzchakra miteinander, sodass die Botschaften des Himmels durch dich in die Welt fließen können und du dein Herz durch deine Worte sprechen lassen kannst.

Gebet

Lieber Erzengel Gabriel,
ich danke dir dafür,
dass dein türkisfarbenes Licht
mein Halschakra reinigt, heilt und befreit.
In deinem Licht spreche ich
meine Wahrheit aus.
Ich lasse die Worte meines Herzens frei
fließen und schenke sie dieser Welt.

Engel-Energiebehandlung

Gestalte dir einen Platz, an dem du ungestört bist. Zünde eine Kerze mit der Intention an, Erzengel Gabriel zu dir einzuladen. Entspanne dich mit leiser meditativer Hintergrundmusik. Lege dich hin, atme ein paarmal tief ein und aus, und komme ganz in deinem Herzen an. Sprich folgende Worte laut aus: »Mein göttliches Höheres Selbst, bitte öffne mein Kronenchakra, mein Herzchakra, mein Basischakra, meine Hand- und Fußchakras jetzt so weit, wie es gut für mich ist. Aus der Tiefe meiner Seele beschließe ich, keinerlei Fremdenergien zuzulassen. Ich bitte jetzt Erzengel Gabriel, seinen türkisfarbenen Strahl in der Intensität durch mich fließen zu lassen, wie es gerade gut für mich ist.«
Nimm wahr, wie das türkisfarbene Licht über dein Halschakra in dich hereinfließt. Der Strahl von Erzengel Gabriel erfüllt deinen Hals, fließt nach oben in deinen Kopf und entspannt deine Kaumuskulatur und deinen Kiefer. Er strömt nun in deine Schultern und Schulterblätter und weiter in deinen gesamten Rumpf. Wo das Licht entlangfließt, hinterlässt es Befreiung und Klärung. Spüre nun, wie es weiter durch die Oberarme in die Unterarme und hinein in die Hände bis in die Fingerspitzen fließt. Lasse dieses türkisfarbene Licht der Erlösung in

jede Zelle deines Rumpfes strömen, über deine Beckenschaufel in deine Oberschenkel, die Knie, die Waden und die Füße bis in die Zehenspitzen. Du bist jetzt vollkommen erfüllt von dem türkisfarbenen Strahl von Erzengel Gabriel. Sprich nun folgende Worte laut aus: »Lieber Erzengel Gabriel, ich bitte dich, befreie und erlöse mich von allen destruktiven Energien. Befreie ganz besonders mein Halschakra von allen gesagten Worten, die mich oder andere verletzt haben und die in meinem Energiesystem stecken geblieben sind. Erlöse mich von all den ungesagten Worten, die mein Herz gern gesagt hätte, bei denen ich aber nicht den Mut hatte, sie auszusprechen, und die nun als Blockade in meinem System gespeichert sind. Bringe mich in den Fluss meiner Wahrheit und meiner Herzensworte zurück.«

Jetzt fühle, wie der befreiende türkisfarbene Strom wie ein heilender Balsam in jede Zelle deines Körpers fließt und ganz besonders intensiv an deinem Halschakra wirkt. Aus deinen Handflächen strömt nun dieses heilsame Licht. Lege eine Hand auf deinen Hals und die andere auf dein Herz. Stelle dir vor, wie das türkisfarbene Licht von einer Hand zur anderen durch deinen Körper fließt, vom Hals zum Herzen und vom Herzen zum Hals. Sprich laut die Worte: »Lieber Erzengel Gabriel, verbinde jetzt mein Herzchakra wieder mit meinem Halschakra. Ich bin bereit, die Worte meines Herzens wahrzunehmen und liebevoll auszusprechen.«

Wenn du das Gefühl hast, dass der Energiestrom fließt, lege die Hand von deinem Herzen nun auf deinen Kopf, und sprich folgende Worte laut aus: »Lieber Erzengel Gabriel, verbinde mein Kronenchakra mit meinem Halschakra. Ich bin bereit, die Botschaften des Himmels und meines Höheren Selbst zu empfangen und in Worte zu wandeln.«

Lasse zu, dass Erzengel Gabriel sein befreiendes, liebendes und verbindendes Licht auf allen Ebenen für dich wirken lässt. Wenn du das Gefühl hast, dass die Behandlung abgeschlossen ist, bedanke dich bei Erzengel Gabriel für sein Wirken.

Sprich folgende Worte laut aus: »Mein göttliches Höheres Selbst, schließe jetzt alle meine Chakras so weit, wie es gut für mich ist, und lasse so viel Energie in mir, wie es gut für mich ist.« Lege dann deine Hände auf den Fußboden, und nimm wahr, wie alle überschüssige Energie in Mutter Erde fließt.

Meditative Heilreise

Begib dich an einen Ort, in dem du deine Heilreise ungestört durchführen kannst. Zünde eine Kerze mit der Intention an, jetzt Erzengel Gabriel zu dir einzuladen. Leise meditative Hintergrundmusik kann dich auf deiner Reise unterstützen. Atme in dein Herz hinein, und komme ganz in ihm an. Spüre die Unterlage, auf der du liegst oder sitzt. Fühle dich geborgen und getragen.

Atme einmal tief ein und wieder aus. Stelle dir vor, du befindest dich auf einer wunderschönen Wiese. Die Sonne scheint, Mutter Erde trägt dich, und Vater Sonne wärmt dich. Diese Wiese ist übersät von wundervollen Blumen. Es herrscht eine Energie der Sicherheit und des Friedens.

Bitte jetzt dein Höheres Selbst um vollkommene Führung, und nimm wahr, wie sich eine goldene, liebende, unterstützende Person hinter dich stellt und dein Energiefeld sowie deinen Körper mit Wärme, Liebe und Vertrauen füllt. Genieße diesen Zustand eine Weile. Dein Höheres Selbst wird dich bei dieser Reise begleiten. Du hörst jetzt das Plätschern eines Baches, der dich magisch anzieht. Lasse dich von den Geräuschen führen, und gehe zu diesem Bach. Du siehst eine Brücke, die über das Wasser führt. Auf der anderen Seite der Brücke befindet sich ein Teil deiner Wiese, der in Regenbogenfarben schimmert. Irisierendes Licht erfüllt das Gras. Gehe jetzt über die Brücke, und wisse, dass jeder Schritt dich mehr in dein spirituelles Bewusstsein trägt. Sobald du auf der anderen Seite angekommen bist und die schillernde Wiese betrittst, befindest du dich auf einer tieferen Bewusstseinsebene. Öffne dich für ihre höheren Schwingungen. Sie unterstützen dich dabei, die Engelwelt besser wahrzunehmen.

Schreite nun über deine Wiese. Du erblickst in nicht allzu weiter Ferne einen kleinen Hügel und gehst auf ihn zu. Als du bei ihm ankommst, erkennst du, dass er von wundervollen, türkisfarbenen Blumen bedeckt ist. Laufe achtsam und voller Liebe durch dieses Meer aus Blüten, und steige den Hügel hinauf. Auf dem Weg nach oben hüllen dich der bezaubernde Duft der Blüten und deren glitzernde Energie vollkommen ein. Leichtigkeit und Freude erfüllen dich mit jedem Schritt mehr. Kurz bevor du oben ankommst, entdeckst du eine riesengroße türkisfarbene Lichtsäule auf dem Hügel. Ihr Licht flimmert in der Sonne und strahlt so hell wie tausend funkelnde Sterne.

Stelle dich in diese Lichtsäule hinein, und sprich folgende Worte laut aus: »Lieber Erzengel Gabriel, ich bitte dich: Erfülle mich mit deinem befreienden, liebenden Strahl. Reinige, heile und befreie, aktiviere, zentriere und schütze mein Halschakra. Ich bin bereit, meine Wahrheit auszusprechen. Erlöse mich von allen alten, destruktiven und blockierenden Energien meiner Vergangenheit, die in Situationen entstanden sind, in denen ich nicht fähig war, meine Wahrheit auszusprechen, weil ich Angst hatte. Löse alle Worte, die mir im Hals stecken geblieben sind, und lehre mich, meine Herzensworte zu sagen.«

Nimm wahr, wie das türkisfarbene Licht dein Halschakra und jede Zelle deines Halses liebevoll durchströmt. Du bemerkst, wie alte Ängste sich auflösen und blockierende Energien verschwinden. Bleibe so lange in dieser Lichtsäule, bis du dich ganz befreit und geklärt fühlst. Dann verlasse sie wieder, und bedanke dich bei Erzengel Gabriel. Du spürst weiterhin seine Energie um dich herum. Vielleicht kannst du ihn nun sogar in seiner liebenden Gestalt oder in seinem Licht sehen. Auf spiritueller Ebene steht jetzt fest, dass Erzengel Gabriel bei dir ist. Gehe nun Schritt für Schritt durch das türkisfarbene Blütenmeer und von dem Hügel hinunter, und fühle, wie viel freier und lebendiger du bist.

Gibt es einen Menschen, dem du etwas sagen möchtest, dich aber nicht traust? Gibt es eine Situation in deiner Vergangenheit, in der du dich geärgert hast, deine Wahrheit nicht ausgesprochen zu haben? Jetzt hast du die Chance, die Menschen, mit denen du noch ein paar Worte wechseln möchtest, auf deine Wiese einzuladen. Lasse jetzt Erzengel Gabriel diese Menschen auf deine Wiese bringen, um mit ihnen jenes Gespräch deines Herzens zu führen, wenn es zum höchsten Wohle aller Beteiligten ist. Stelle dir vor, dass sie über die kleine Brücke auf deine Wiese kommen. Wie viele es auch immer sein mögen, jeder Einzelne hat einen Engel an seiner Hand, einen Abgesandten von Erzengel Gabriel. Verbinde dich mit deinem Herzen, und sage folgende Worte: »Lieber Erzengel Gabriel, unterstütze mich dabei, meine Herzenswahrheit in Liebe auszudrücken. Ich bitte dich, verbinde mit deinen liebenden Strahlen meinen Kopf, meinen Hals und mein Herz sowie mein Kronenchakra, mein Halschakra und mein Herzchakra.«

Das Licht von Erzengel Gabriel durchfließt dich erneut und verbindet auf allen Ebenen dein Herz, deinen Hals und deinen Kopf miteinander. Sage folgende Worte: »Lieber Erzengel Gabriel, leite und führe mich.« Mit seinen türkisfarbenen Strahlen umhüllt und erfüllt er dich und die Menschen, die auf deine Wiese geführt wurden. Richte dich nun an sie. Achte darauf, dass deine Worte mit Liebe gesprochen werden. Das bedeutet nicht, dass du ihnen sagst, was sie hören möchten, Liebe kann auch Nein sagen.

Sprich in dem Licht von Erzengel Gabriel deine Wahrheit aus. Bitte Erzengel Gabriel, alle disharmonischen Energien zwischen dir und den anderen Menschen zu lösen. Erzengel Gabriel lässt seinen türkisfarbenen Strahl durch dich und alle Beteiligten fließen. Wenn du dich in deinem Herzen befreit und verbunden mit diesem fühlst, sprich deine Wahrheit laut aus. Sage alles, was du zu sagen hast. Wenn du fertig bist, danke den Menschen, die auf deiner Wiese sind, und danke auch Erzengel Gabriel für sein Wirken. Seine Abgesandten führen die Menschen wieder über die kleine Brücke hinüber auf die andere Seite der Wiese, bis sie im Licht von Erzengel Gabriel nicht mehr zu sehen sind. Du bist wieder allein, geschützt und geborgen. Gehe jetzt in deiner Zeit zurück zur Brücke, und sei dir mit jedem Schritt bewusst, dass du weiter in das Wachbewusstsein kommst. Auf der anderen Seite angekommen, gehe noch ein paar Schritte, und atme ein paarmal tief ein und aus. Beim letzten Ausatmen kommst du zurück ins Hier und Jetzt.

Erzengel Haniel

Erzengel Haniel sendet das Licht der Geborgenheit, der Zärtlichkeit und des Mitgefühls.

Mit Erzengel HANIEL *bedingungslose Liebe* leben

Empfinden wir Liebe für uns selbst, für andere Menschen, für die Welt oder für andere Wesen oder Dinge, fließt diese Liebe durch unser ganzes Sein und ist für uns selbst und für die gesamte Welt auf allen Ebenen heilsam. Wenn uns die Liebe durchströmt, nährt diese harmonisierende Energie unser ganzes Wesen. Von Liebe erfüllt sein heißt angeschlossen sein an einen gnadenvollen Fluss, der die stärkste Kraft ist und alles ermöglichen kann. Doch oft trennen wir uns selbst von ihm ab: Wenn wir uns verbieten, einen Menschen, mit dem wir uns in einer Konfliktsituation befinden, zu lieben, bestrafen wir uns selbst. Wenn wir Menschen verlieren, weil sie ihren Körper verlassen haben oder weil wir uns getrennt haben, verursacht dies in uns meist einen großen Schmerz. Geben wir uns die Erlaubnis dazu, Groll, Wut und Schmerz zu überwinden und trotz allem mit diesen Menschen in Liebe verbunden zu bleiben, wird sich Erleichterung in uns ausbreiten.

Meiner Meinung nach sind wir Menschen auf der Erde, um zu lieben, und wenn wir uns verbieten, dies zu tun, leiden wir darunter. Bedingungslose Liebe bedeutet, jemanden so zu lieben, wie er oder sie ist, und nicht zu erwarten, zurückgeliebt zu werden. Wenn wir uns auf dem spirituellen Pfad befinden, sind wir ebenfalls auf dem Weg, uns mit allen Menschen in Liebe zu verbinden. Wir müssen negative Taten nicht gutheißen, und doch dürfen wir jegliche Situation in Liebe betrachten und uns vielleicht sogar die Frage stellen, was einen Menschen dazu gebracht hat, auf diese Weise zu handeln. Menschen, die negativ sind oder sich aggressiv verhalten, sich über andere erheben oder kalt und distanziert sind, wurden in ihrer Kindheit meist von negativen Erlebnissen geprägt, die sie nicht überwunden haben.

Wir alle kommen als liebende Wesen auf die Welt. Dann sammeln wir Erfahrungen in diesem Leben, erleiden Herzensbrüche, Schocks und Traumata, und werden diese nicht aufgelöst und geheilt, hinterlassen sie Narben in unserem Herzen. Diese Narben wirken sich negativ auf unsere Handlungen aus, und wir verletzen andere Menschen.

Erzengel Haniel nimmt dich heute an die Hand, um dich in ein Leben der bedingungslosen Liebe zu führen. Mit seinem rosafarben-silbernen Licht wird er mit deiner Erlaubnis deine Wut auflösen. Er leitet dich dabei an, dieses Gefühl zu überwinden und mit den Augen der Liebe zu schauen. Deine Bereitschaft, eine neue Ebene der Liebe zu erfahren, wird dein Leben unfassbar bereichern und segnen. Die bedingungslose Liebe ist bereits in dir und wird heute wiedererweckt, darf von dir gefühlt werden.

Sind wir wütend, senden wir diese Energie in die Welt und verstärken Wut und Groll. Sind wir allerdings in der Schwingung der Liebe, dann senden wir diese Liebe in die Welt und heben deren Energie an. Jedes Mal, wenn du bedingungslos liebst, wird diese Energie die Welt zu einem besseren Ort machen. Wenn du die bedingungslose Liebe in dir und in einer Situation stärken möchtest, kannst du jederzeit Erzengel Haniel zu Hilfe rufen.

Gebet

Lieber Erzengel Haniel,
deine bedingungslose Liebe durchflutet mich.
Ich empfange sie, ich lebe sie, und ich verschenke sie.
Ich danke dir.

Engel-Energiebehandlung

Richte dir einen bequemen Platz für dich ein, an dem du dich wohlfühlst und ganz ungestört bist. Zünde eine Kerze mit der Intention an, jetzt Erzengel Haniel in dein Leben einzuladen. Wenn du möchtest, kannst du dich durch leise meditative Hintergrundmusik durch deine Selbstbehandlung begleiten lassen. Atme ein paarmal tief ein und aus, und komme ganz in deinem Herzen an. Bitte dein Höheres Selbst, das du auch selbst bist, um vollkommene Führung. Stelle dir vor, wie ein goldenes, liebevolles Licht dich wie ein warmer, samtener Mantel in Geborgenheit hüllt.

Genieße dieses Gefühl eine Zeit lang, und sprich dann laut oder leise, wie es sich für dich richtig anfühlt: »Mein göttliches Höheres Selbst, öffne mein Kronenchakra, mein Herzchakra, mein Basischakra, meine Hand- und Fußchakras jetzt so weit, wie es gut für mich ist. Aus der Tiefe meines Herzens beschließe ich, keinerlei Fremdenergien zuzulassen. Ich bitte Erzengel Haniel, sein rosafarben-silbernes Licht in der Intensität durch mich fließen zu lassen, wie es jetzt gerade gut für mich ist.«

Der silber-rosafarbene Strahl von Erzengel Haniel fließt jetzt sanft und voller Liebe in deinen Kopf. Lasse dieses Licht deinen ganzen Kopf liebevoll ausfüllen. Es fließt in deinen Hals und entspannt deine Halswirbelsäule. Durch den Hals fließt es in deinen Oberkörper, weiter in deine Oberarme und deine Unterarme bis in die Hände hinein. Es strömt in deinen Unterkörper, über deine Beckenschaufel in deine Oberschenkel, Knie, Waden und in deine Füße bis in die Zehenspitzen hinein.

Nimm dir die Zeit, das Licht von Erzengel Haniel mit jeder Zelle deines Seins vollkommen in dir aufzunehmen. Wenn dein Körper ganz erfüllt ist von dem heiligen Licht, fließt es durch deine Poren hinaus und strömt in dein Energiefeld.

Genieße und erfahre mit all deinen Sinnen die bedingungslose Liebe, die dir von Haniel geschenkt wird.

Atme ein paarmal tief ein und aus, und konzentriere dich auf dein Herz, das jetzt auch von bedingungsloser Liebe erfüllt ist. Stelle dir vor, dass ihr unendlicher Fluss, der dich nährt, aus deinem Herzen heraus noch einmal intensiv deinen ganzen Oberkörper durchströmt und dann durch deine Oberarme, deine Unterarme und deine Hände bis in die Fingerspitzen strömt. Diese Energie sprudelt jetzt auch aus deinen Handflächen heraus. Lege diese nun auf dein Herz, und lasse das Licht der Liebe über deine Hände in dein Herz fließen. Genieße das wärmende Gefühl für eine Weile. Und jetzt frage dich, welche negativen Emotionen du heute mit der Hilfe von Erzengel Haniel in positive verwandeln möchtest. Welche deiner Beziehungen dürfen heute heilsam von der Gnade Haniels berührt werden?

Atme noch einmal in dein Herz hinein, fühle die Emotion, oder stelle dir die betreffende Person oder die Personen vor, und sprich laut oder leise, wie es jetzt für dich richtig ist: »Lieber Erzengel Haniel, erfülle mich mit deiner bedingungslosen Liebe, und erwecke in mir die Quelle dieser Liebe neu, die sich seit Anbeginn meines Daseins in mir befindet.«

Lasse jetzt die heilsame Gnade von Erzengel Haniel in deine negativen Gefühle, die Beziehung oder die Beziehungen fließen, bis sie ganz von ihr erfüllt sind. Sprich nun laut oder leise: »Mein göttliches Höheres Selbst, ich bin bereit, Groll, Anklage, Schmerz, Vorwürfe, Schocks und Traumata loszulassen. Ich bitte Erzengel Haniel, alle belastenden Energien, die gewandelt werden dürfen, jetzt aufzulösen und zu transformieren und mich und alle Beteiligten vollkommen mit bedingungsloser Liebe zu durchdringen und zu erfüllen.«

Jetzt stelle dir vor, wie alle negativen Energien in dem silber-rosafarbenen Licht gewandelt werden und eine liebende Verbindung zwischen allen beteiligten Menschen entsteht. Fühle die bedingungslose Liebe. Habe den Mut, dich aus alten Strukturen zu erheben und im Namen der Liebe bedingungslos zu wirken.

Wenn du das Gefühl hast, alles ist von bedingungsloser Liebe durchtränkt, atme ein paarmal tief ein und aus und danke Erzengel Haniel für sein Wirken. Nun sprich folgende Worte laut oder leise, wie es für dich richtig ist: »Mein göttliches Höheres Selbst, schließe alle meine Chakras jetzt so weit, wie es gut für mich ist, und lasse so viel Energie in mir, wie ich brauche.« Lege dann deine Hände auf den Boden, und schenke die überschüssige Energie Mutter Erde. Genieße den Tag.

Meditative Heilreise

Begib dich an einen Ort, an dem du ungestört bist, und setze oder lege dich so gerade wie möglich hin. Lasse im Hintergrund leise Musik laufen, die dich durch deine Heilreise trägt. Wenn du möchtest, zünde eine Kerze mit der Intention an, Erzengel Haniel zu dir einzuladen.

Atme in dein Herz hinein, konzentriere dich darauf, und komme ganz in ihm an. Stelle dir vor, du stehst oben an einer Wendeltreppe, die perlmuttfarben schimmert. Diese Wendeltreppe hat genau zehn Stufen, über die du jetzt in dein Herz gelangst. Bitte dein Höheres Selbst um vollkommene Führung, und vielleicht kannst du spüren, wie sich eine dich liebende Persönlichkeit hinter dich stellt. Es ist dein Höheres Selbst. Es ist der Anteil von dir, der mit der Engelwelt verbunden und immer bei dir ist. Gehe jetzt Stufe für Stufe hinab in dein Herz, und wisse, dass jede Stufe dich auch tiefer in dein spirituelles Bewusstsein trägt. Wenn du auf der letzten Stufe angelangt bist, erkennst du vor dir einen smaragdgrünen Raum, der von Gold durchwoben ist. Dieser Raum zieht dich magisch an. In ihm wartet die bedingungslose Liebe nur darauf, dich ganz zu erfüllen und heilsam zu umarmen. Gehe nun den letzten Schritt in deine Herzenskammer hinein, lasse dich ganz erfüllen von dieser Liebe, und spüre ihre Bedingungslosigkeit.

Du entdeckst eine Tür, die sich in deiner Herzenskammer befindet. Auf dieser Tür steht »Erzengel Haniel« in großen, leuchtenden, goldenen Buchstaben. Nähere dich dieser Tür, greife nach dem Türgriff, und sei dir bewusst: Wenn du gleich diese Tür öffnest, wirst du in einen Raum gelangen, der vollkommen aus Rosenquarz besteht. Die Energie der Rosenquarze ist heilsame, bedingungslose Liebe. In der Mitte dieses Raumes steht ein wunderschöner Sessel nur für dich, auf dem du dich mit Erzengel Haniel verbinden kannst. Öffne jetzt die Tür, betritt den Raum, und lasse zu, dass die liebevolle Energie der Kristalle dich heilsam berührt, dich vollkommen erfüllt und nährt.

Setze dich in den Sessel, und sage laut oder leise, wie es für dich richtig ist: »Lieber Erzengel Haniel, ich bin bereit, mein Wesen der bedingungslosen Liebe wieder ganz anzunehmen.«

Dir gegenüber erscheint erneut eine Tür, durch die gleich ein lichtvoller, liebender und weiser Anteil von dir den Raum betreten wird. Der Anteil von dir, der immer in der bedingungslosen Liebe war und sein wird, der alles über dich weiß und immer durch die Augen der bedingungslosen Liebe schaut, dessen Sinn die bedingungslose Liebe ist. Nun öffnet sich die Tür, und dieser Anteil schreitet gemeinsam mit Erzengel Haniel in deine Herzenskammer. Voll liebevoller Hingabe und Zuwendung kommt er auf dich zu. Umarme ihn, heiße ihn willkommen, sei bereit, ihn wieder einen Platz in deinem Leben einnehmen zu lassen. Verschmelze nun mit diesem Anteil, lasse ihn in dein Herz und in dein ganzes Sein. Und jetzt bitte Erzengel Haniel: »Lieber Erzengel Haniel, verbinde mich ganz mit dem Wesen der bedingungslosen Liebe in mir.«

Das Licht von Erzengel Haniel hüllt dich jetzt vollständig ein, erfüllt dich und verbindet dich vollständig mit deinem Anteil der bedingungslosen Liebe. Genieße auf allen Ebenen deines Seins, dass ihr wieder vereint seid.

Nun bitte Erzengel Haniel: »Lieber Erzengel Haniel, unterstütze mich dabei, negative Emotionen und Gefühle jetzt zu wandeln, die nicht zum höchsten Wohle meiner Seele sind und mich daran hindern, bedingungslos zu lieben. Ich akzeptiere, dass alle Menschen aus Liebe bestehen und, auch wenn sie Fehler begangen, mich angegriffen oder verletzt haben, dies an ihrem ursprünglichen Wesen der bedingungslosen Liebe nichts ändert. Auch wenn ich ihr Verhalten nicht gutheißen kann, lasse ich die bedingungslose Liebe zwischen uns fließen. Ich bitte dich, Erzengel Haniel, durchdringe mit deinem Licht alle meine negativen zwischenmenschlichen Beziehungen aus der Gegenwart, der Vergangenheit und aus vergangenen Leben. Wandle mit deiner Gnade der bedingungslosen Liebe Negativität in Liebe! Unterstütze mich dabei, bedingungslose Liebe zu leben. Ich danke dir.« Wenn dir eine Beziehung einfällt, die das Licht der bedingungslosen Liebe besonders braucht, so bitte jetzt Erzengel Haniel, jene mit seiner Gnade zu erfüllen. Stelle dir die Beziehung zwischen diesem Menschen und dir mit deinem ganzen Sein vor. Rufe nun dein Wesen der bedingungslosen Liebe, und spüre, wie dieses Wesen durch dich wirkt. Lasse diese Beziehung in bedingungsloser Liebe baden, und visualisiere sie in vollkommener Liebe und Frieden.

Danke nun Erzengel Haniel und diesem Raum, den du jederzeit wieder betreten kannst. Spüre noch einmal die bedingungslose Liebe in dir. Erhebe dich von deinem Sessel, und betritt durch die Tür deine smaragdgrüne Herzenskammer. Nimm noch einmal deren Energie wahr, und folge dann den zehn Stufen der Wendeltreppe in dem Bewusstsein nach oben, dass jede Stufe dich zurück in dein Tagesbewusstsein, in das Hier und Jetzt führt. Genieße deinen Tag.

Mit Erzengel HANIEL dem Licht der *Geborgenheit* folgen

Erzengel Haniel ist der Träger des Lichtes der Geborgenheit, Zartheit, Zärtlichkeit und des Mitgefühls. Wie eine liebende Mutter umarmt er uns mit diesen Energien, wenn wir es zulassen. Sein rosafarbenes Licht ist von silberweißen Funken durchdrungen.

Seine Ausstrahlung reflektiert die Süße des Himmels und die liebevolle, sanfte Liebkosung der Lichtwesen, die uns Menschen umgeben. Selbst wenn wir in unserer Kindheit geborgen waren und unsere Eltern uns liebevoll hüteten, hat jeder von uns damals Momente der Einsamkeit erlebt. Diese Momente speichern sich in unserem Unterbewusstsein und unserem Unbewussten ab. Wenn wir dann erwachsen sind und Situationen erleben, in denen wir Geborgenheit und Zuwendung bräuchten, aber nicht bekommen, steigen diese Gefühle von Einsamkeit und Hilflosigkeit aus der Kindheit auf. Das hat fast jeder Mensch bereits erlebt. Uns menschlichen Wesen sind unzählige Engel an die Seite gestellt worden, weil unsere göttlichen Eltern wissen, dass es solche Momente gibt. Erzengel Haniel mit seinem einhüllenden, schützenden Licht der Geborgenheit ist immer für uns da. Wenn du dich einsam fühlst und Unterstützung brauchst, rufe ihn und lasse dich von seinem sanften, zarten und zugleich kraftvollen Licht der Geborgenheit einhüllen.

Gebet

**Lieber Erzengel Haniel,
dein Licht führt mich, segnet und
liebt mich mit der Gnade
deiner umhüllenden Geborgenheit.
Ich danke dir.**

Engel-Energiebehandlung

Kreiere dir einen Platz, an dem du dich geborgen, gehalten und geschützt fühlst. Zünde eine Kerze mit der Intention an, jetzt Erzengel Haniel zu dir einzuladen. Wenn du möchtest, kannst du leise Hintergrundmusik laufen lassen, die dich durch die Energiebehandlung begleitet. Lege oder setze dich so bequem wie möglich hin.

Sprich laut oder leise: »Mein göttliches Höheres Selbst, öffne bitte mein Kronenchakra, mein Herzchakra, mein Basischakra und meine Hand- und Fußchakras jetzt so weit, wie es für mich gut ist. Aus der Tiefe meiner Seele beschließe ich, keinerlei Fremdenergien zuzulassen. Lieber Erzengel Haniel, lasse jetzt deinen rosa- und silberfarbenen Strahl der Geborgenheit in der Intensität durch mich fließen, wie es jetzt gut für mich ist. Bitte befreie mich von dem Gefühl der Einsamkeit, und erfülle mich auf allen Ebenen meines Seins mit deiner Gnade der liebevollen, fürsorglichen, einhüllenden Geborgenheit.«

Der rosa- und silberfarbene Strahl von Erzengel Haniel fließt in dein Energiefeld herein und erfüllt es mit seinem Licht. Liebevolle Geborgenheit umhüllt deine Aura. Das Licht breitet sich darin aus und bildet einen Kranz rosa- und silberfarben schimmernden Lichts um dein ganzes Sein. Durch deine Aura fließt dieses liebevolle Licht in jede Zelle deines physischen Körpers hinein und segnet sie. Wenn du ganz davon erfüllt bist, konzentriere dich auf dein Herz, und lasse

darin ganz bewusst jede Zelle von dem segnenden, liebenden Licht erfüllen. Stelle dir vor, wie dieses gnadenvolle Licht aus deinem Herzen in deine Schultern, deine Oberarme, deine Unterarme und in deine Hände bis in die Fingerspitzen fließt. Aus deinen Handflächen strömt das Licht von Erzengel Haniel. Lege deine Hände auf dein Herz, und lasse jetzt ganz bewusst diese Energie über deine Hände in dein Herz fließen. Spüre, wie das Gefühl der Einsamkeit zerschmilzt und Geborgenheit sich in dir ausbreitet. Wenn du das Gefühl hast, alles ist von Geborgenheit durchtränkt, atme ein paarmal tief ein und aus und danke Erzengel Haniel für sein Wirken.
Nun sprich folgende Worte laut oder leise, wie es für dich richtig ist: »Mein göttliches Höheres Selbst, schließe alle meine Chakras jetzt so weit, wie es gut für mich ist, und lasse so viel Energie in mir, wie ich brauche.« Lege dann deine Hände auf den Boden, und schenke die überschüssige Energie Mutter Erde. Genieße den Tag.

Meditative Heilreise

Atme in dein Herz hinein, und komme ganz dort an. Bitte dein Höheres Selbst darum, dich zu leiten und zu führen.

Du stehst oben vor einer Wendeltreppe mit zehn Stufen, die dich hinab in einen Raum deines Herzens führen, in dem du Kontakt zu Erzengel Haniel aufnehmen kannst. Bist du bereit, die Hilfe des Himmels zu empfangen?

Atme tief ein und aus, und gehe jede Stufe deiner Treppe in dem Bewusstsein hinab, dass dich jede einzelne tiefer in dein Herz führt. Nimm dir die Zeit, die du dafür brauchst.

Von der letzten Stufe aus kannst du deinen Herzensraum sehen. Er erstrahlt in gold-grünem Licht und sendet Wärme und Liebe aus, die dich berühren. Vielleicht erinnert dich dieses Gefühl an diesem wunderschönen Ort an Zeiten deines Lebens, in denen du dich geliebt und glücklich gefühlt hast.

Betritt nun deine Herzenskammer. Berühre achtsam die Wände dieses Raumes, die sich ganz seidig und weich anfühlen und von Liebe durchdrungen sind. Empfange und genieße diese wundervolle Energie mit deinem ganzen

Sein. In deiner Herzenskammer befindet sich ein leuchtender, goldener Sessel, der dich magisch anzieht. Setze dich in diesen wundervollen Sessel, er trägt und hält dich. An der gegenüberliegenden Wand entdeckst du jetzt eine Tür. Auf dieser steht in goldenen Buchstaben »Erzengel Haniel« geschrieben.

Heute ist der Tag, an dem du Erzengel Haniel in dein Leben einlädst, um das Gefühl der Geborgenheit in dein Leben zu ziehen. Geborgenheit schenkt dir Sicherheit, das friedvolle Gefühl der Verbundenheit und die Gewissheit, dass du geliebt bist. Gib Haniel die Erlaubnis, dich auf deinem Lebensweg zu begleiten und dich mit all seiner Gnade und seinen Gaben jederzeit zu unterstützen. Sprich folgende Worte laut aus: »Lieber Erzengel Haniel, ich bitte dich, besuche mich in meiner Herzenskammer mit all deiner Gnade und Unterstützung für mich. Ich bin bereit, deine Hilfe anzunehmen und deine Gnade in meinem Leben zu empfangen.«

Nun öffnet sich die Tür, und Erzengel Haniel erscheint. Vielleicht siehst du sein Licht, seine Gestalt oder fühlst seine Gegenwart. Erzengel Haniel steht in deiner Herzenskammer. In welcher Form du ihn auch wahrnimmst, er ist da.

Bitte ihn um sein Licht der Geborgenheit. Seine sanfte rosa- und silberfarbene Energie flutet dein Herz. Fühle es, und lasse dich ganz von diesem immer stärker werdenden Fluss erfüllen. Du wirst von Zärtlichkeit, Geborgenheit und Liebe eingehüllt.

Nimm dir die Zeit, in diesem empfangenden Zustand zu verweilen. Wenn du ganz von Haniels Energie erfüllt bist, bitte den Erzengel darum, die kindlichen Anteile von dir in deine Herzenskammer zu führen, die heute heilsam berührt, getröstet und in das Gefühl von Geborgenheit umgewandelt werden möchten. Erneut öffnet sich die gegenüberliegende Tür, und die betreffenden Anteile von dir werden von rosa- und silberfarbenen Engeln in deine Herzenskammer begleitet. Jeder dieser Anteile wird von seinem eigenen Engel an der Hand gehalten. Bitte nun Erzengel Haniel: »Lieber Erzengel Haniel, befreie diese Anteile meiner selbst von jeglicher Angst und Einsamkeit, und fülle sie mit deiner Gnade der Geborgenheit vollkommen auf.«

Stelle dir vor, wie Erzengel Haniel mit seiner Gnade jeden einzelnen Anteil von dir mit seinem rosa- und silberfarbenen Strahl durchflutet, befreit und mit vollkommener Geborgenheit auffüllt. Und wenn sie vollkommen erfüllt sind von der Energie, nähern sie sich dir voller Liebe. Nimm jeden Anteil in deine Arme, dort werden sie zu reinem Licht. Lasse dieses Licht in jede Zelle deines Körpers fließen. Du wirst zunehmend mit Geborgenheit und heilsamen Energien der Liebe aufgefüllt. Wenn du alle Anteile empfangen hast, dann danke Erzengel Haniel für sein Wirken, und bitte ihn erneut darum, dich durch dein Leben zu begleiten, dich zu behüten und in Geborgenheit einzuhüllen. Wenn du dich vollkommen geborgen, geliebt und wohlig verbunden fühlst, bedanke dich bei Haniel. Gehe dann Stufe für Stufe deine Wendeltreppe wieder hinauf in dem Wissen, dass jede Stufe, die du gehst, dich weiter in das Wachbewusstsein trägt. Wenn du die letzte Stufe erreicht hast, bist du wieder im Hier und Jetzt.

Mit Erzengel HANIEL verzeihen und *Herzensbrüche* heilen

Wenn uns in der Kindheit, Jugend oder im Erwachsenenalter das Herz gebrochen wurde und wir nicht vergeben können, wirkt sich diese Verletzung bis zum heutigen Tag aus. Erzengel Haniel unterstützt dich mit seiner bedingungslosen Liebe für dich und alle Menschen dabei, wahrhaftig zu vergeben. Wenn wir Schocks, Traumata, Herzensbrüche oder emotionale Angriffe erleben, kann es passieren, dass sich innere Anteile in uns zurückziehen und im Schmerz stecken bleiben. Diese Anteile befinden sich dann in unserem Unterbewusstsein, und ihre Energien blockieren unser Glücksempfinden. Jedes Mal, wenn wir ähnliche Situationen erleben, verbinden sich diese Anteile mit unserem momentanen Schmerz und verstärken diesen enorm. Zu unserem Schutz beginnen wir, Mauern um uns zu errichten. Dies hat zur Folge, dass die Liebe, die zu uns fließen will, nicht durchdringt. Erzengel Haniel nimmt dich heute an die Hand und möchte mit dir die Mauern um dein Herz einreißen, damit dich die Liebe des Himmels und die Liebe der Menschen in deinem Leben nähren können. Eine andere Möglichkeit ist, dass wir mit einem Fluchtimpuls reagieren. Die Menschen, die uns erreichen wollen, kommen dann nicht an uns heran. Wir können dann in der aktuellen Situation nicht mehr objektiv sein, weil sie von dem Schmerz der Vergangenheit überlagert wird.

Meine Erfahrung ist, dass bis zu achtzig Prozent der Emotionen und Gefühle, die in einer schmerzlichen Situation auftauchen, der Vergangenheit entspringen. Allein dieses Wissen hat mir dabei geholfen, gegenwärtige Situationen realistischer einzuschätzen. Wenn wir uns selbst und anderen vergeben, können sich die Energien aus der Vergangenheit auflösen, und wir können befreiter und in Leichtigkeit leben. Wenn dir eine Verletzung zugefügt worden ist und du das Gefühl hast, niemals vergeben zu können, gibst du demjenigen, der dich verletzt hat, große Macht über dich. Denn deine Wut, deine Trauer und deine Schuldzuweisung vergiften dein Leben. Und wenn du dir nicht vergeben kannst, ist das wie eine fortwährende Bestrafung dir selbst gegenüber.

Auf der Engelebene ist Liebe bedingungslos, und Erzengel Haniel trägt diese bedingungslose Liebe in dein Leben. Wir Menschen sind auf der Erde inkarniert, um bestimmte Erfahrungen zu machen, auch negative Erfahrungen gehören dazu. Jedes Menschenkind kommt unschuldig und heilig auf die Welt. Erst unsere Erfahrungen prägen unsere Handlungen. Wenn ein Mensch in eine lieblose oder brutale Familie hineingeboren wird, gleicht es fast einem Wunder, wenn er herzlich bleiben kann und sich liebevoll verhält, denn unsere Eltern übertragen ihre Traumata und Schocks auf uns. Wenn du wirklich frei sein möchtest und ein Leben voller Glück und Leichtigkeit leben willst, nimm die Hilfe von Erzengel Haniel an, und löse dich von deiner schmerzhaften Vergangenheit. Vergib dir und anderen. Erkenne an, dass alles, was du erlebt und erfahren hast, dazu beigetragen hat, dass du dich als Mensch weiterentwickelst. Wenn du die scheinbaren Täter in deinem Leben mit den Augen der Engel siehst, erkennst du, dass sie selbst Schocks, Traumata und Herzensbrüche erlitten haben, die sie nicht überwunden haben. Sie haben ihre negativen Erfahrungen weitergegeben. Das bedeutet nicht, dass wir negative Taten gutheißen sollen. Doch schauen wir mit den Augen der Liebe, können wir der Seele der Täter vergeben. Falls du an deinen eigenen vergangenen Fehlern festhältst, darfst du auch zu dir liebevoll sein und erkennen, dass du in diesem Augenblick nicht anders handeln konntest. Sei liebevoll und gütig mit dir und anderen Wesen. Erkenne, dass Vergebung dich und alle anderen Beteiligen befreit. Erzengel Haniel leitet dich heute mit seiner bedingungslosen Liebe und der Kraft des Vergebens an, Schritte in ein friedvolles, harmonisches und glückliches Leben zu gehen.

Gebet

Lieber Erzengel Haniel, unterstütze mich dabei,
alten Groll und Schuldgefühle loszulassen und
dein Licht der Vergebung und des Verzeihens
in mir und in der Welt wirken zu lassen.
Ich danke dir.

Engel-Energiebehandlung

Errichte dir einen Platz der Geborgenheit, an dem du ungestört bist. Zünde eine Kerze mit der Intention an, Erzengel Haniel jetzt durch dich wirken zu lassen. Für zusätzliche Entspannung kannst du leise Hintergrundmusik laufen lassen.

Setze oder lege dich so bequem wie möglich hin. Atme ein paarmal tief ein und aus, und komme ganz in dir an.

Nun sprich folgende Worte laut: »Mein göttliches Höheres Selbst, öffne mein Kronenchakra, mein Herzchakra, mein Basischakra, meine Hand- und Fußchakras jetzt so weit, wie es für mich gut ist. Aus der Tiefe meiner Seele beschließe ich, keinerlei Fremdenergien anzunehmen. Ich bitte jetzt Erzengel Haniel, mich mit seinem liebenden Licht zu erfüllen in der Intensität, wie es zurzeit gut für mich ist.«

Das rosa- und silberfarbene Licht von Erzengel Haniel fließt jetzt durch dein Herzchakra in dich herein. Es erfüllt deinen ganzen Brustraum mit Liebe und heilsamen Energien. Lasse es besonders intensiv durch jede Zelle deines Herzens fließen. Wenn es dein Herz und deinen Brustraum vollständig gefüllt hat, fließt es in jede Zelle deines Rumpfes weiter und hinterlässt auch dort Liebe und heilsame Energie. Es fließt über deine Beckenschaufel in deine Oberschenkel, deine Knie und deine Waden bis in die Füße und Zehenspitzen hinein. Lasse auch hier das Licht von Erzengel Haniel jede deiner Zellen erfüllen und liebkosen. Das Licht in deinem Brustraum fließt weiter in deinen Hals, deinen ganzen Kopf, in deine Arme und deine Hände bis in die Fingerspitzen hinein. Jede einzelne Zelle deines Körper ist nun erleuchtet. Genieße diese Welle von Liebe spendendem Licht, das sich seinen Weg durch jede Zelle deines Seins bahnt und dich erfüllt. Wenn dein Körper vollständig davon erfüllt ist, strömt es durch deine Poren hinaus in deine Aura. Dein ganzes Energiefeld beginnt, in rosa- und silberfarbenem Licht zu leuchten. Genieße diesen Zustand für eine Weile.

Konzentriere dich nun ein weiteres Mal auf dein Herz. Spüre, wie das Licht von Erzengel Haniel über dein Herz in deinen Brustraum, deine Schultern, Schulterblätter, Oberarme, Unterarme und deine Hände bis in die Fingerspitzen fließt. Aus deinen Handflächen strömt jetzt das liebevolle Licht von Haniel. Lege sie auf dein Herz. Atme ein paarmal tief und ein und aus, und nimm wahr, dass du dich mit deinem ganzen Sein in deinem Herzen befindest.

Bitte dein Höheres Selbst um vollkommene Führung. Lasse in deinem Bewusstsein nun eine Situation aufsteigen, die du dir oder anderen nicht vergeben hast. Stelle dir alle Beteiligten vor, und bitte: »Lieber Erzengel Haniel, unterstütze mich mit deinem liebevollen Licht der Vergebung. Ich bin bereit, mir selbst und allen Beteiligten zu verzeihen. Ich erkenne an, dass deine bedingungslose Liebe und dein Licht in mir die Fähigkeit erwecken, mir selbst und anderen zu vergeben. Löse alte Verletzungen in mir auf. Ich bin bereit, loszulassen und deine Liebe zu empfangen. Erfülle mein ganzes Herz mit deinem Licht der Liebe und des Verzeihens, und befreie mich auch von alten Verletzungen, die ich von meinen Eltern übernommen habe.«

Nimm wahr, wie das Licht des Verzeihens und der Vergebung ein weiteres Mal jede Zelle deines Herzens berührt und sich alle energetischen Narben und

Blockaden in dem Licht der bedingungslosen Liebe auflösen. Jede Zelle deines Seins wird in sein liebendes Licht getaucht und beginnt, zu leuchten. Fühle die Befreiung, und lasse diese liebevolle Energie so lange durch dich fließen, bis du das Gefühl hast, in vollkommener Harmonie und Liebe zu sein.
Danke Erzengel Haniel für seine Unterstützung. Und sprich folgende Worte laut aus: »Mein göttliches Höhere Selbst, schließe all meine Chakras jetzt so weit, wie es gut für mich ist, und lasse so viel Energie in mir, wie ich gerade brauche.«
Lege nun deine Handflächen auf Mutter Erde, und lasse alle überschüssige Energie in sie fließen.

Meditative Heilreise

Mit Erzengel Haniel hast du heute die Möglichkeit, mehr Glück, Leichtigkeit und Liebe in dein Leben zu ziehen. Sein rosa- und silberfarbenes Licht wird dich auf dieser Reise begleiten. Haniel wird dich leiten und dabei unterstützen, alte Herzensbrüche zu heilen und loszulassen und Liebe und Vergebung in deinem Leben zu kultivieren.

Für deine Reise benötigst du einen Raum, in dem du ungestört bist und in dem du ganz bequem liegen oder sitzen kannst. Zünde eine Kerze mit der Intention an, Erzengel Haniel zu dir einzuladen. Wenn es sich für dich richtig anfühlt, lasse im Hintergrund meditative Musik laufen, die dich auf deiner Reise begleitet. Atme ein paarmal tief ein und aus, und komme ganz bei dir an.

Stelle dir im Geiste eine perlmuttfarben schimmernde Wendeltreppe mit zehn Stufen vor. Diese tragen dich hinab in dein spirituelles Bewusstsein, in deine Herzensenergie hinein. Die Treppe führt dich in deine Herzenskammer, einen Raum, der von Gold und Grün durchwoben ist und wo Liebe, unterstützende Energien und Heilkräfte auf dich warten. Gehe jetzt die zehn Stufen in der Gewissheit hinab, dass jede Stufe dich tiefer in dein Herz und in dein spirituelles Bewusstsein trägt. Nimm dir die Zeit, die du brauchst.

Wenn du auf der letzten Stufe stehst, kannst du in den wunderschönen Raum deiner Herzenskammer blicken. Dieser sendet die Energien der Liebe, Wärme und Heilung für dich aus. Tritt in diesen Raum ein, und lasse dich ganz von seinen lichtvollen Kräften aufladen.

Du entdeckst eine Tür, auf der in goldenen Buchstaben »Erzengel Haniel« zu lesen ist. Hinter dieser Tür befindet sich ein Raum aus Rosenquarz. Dieser ist erfüllt von bedingungsloser Liebe für dich. Nimm dir die Zeit, und mache dir bewusst, dass du dich dort auf allen Ebenen mit Erzengel Haniel verbinden kannst. Dann öffne die Tür, und tritt ein. Du entdeckst einen wundervollen Thron in der Mitte des Raumes, der dich zum Hineinsetzen einlädt. Du begibst dich dorthin und nimmst Platz, fühlst dich getragen, gehalten und geliebt. Der Rosenquarz beginnt, zu leuchten und zu funkeln, und sendet bedingungslose Liebe und die Kraft der Vergebung in jede Zelle deines Seins. Genieße dieses Geschenk, und lasse dich ganz von dieser Energie erfüllen.

Nun sprich folgende Worte: »Lieber Erzengel Haniel, ich bitte dich jetzt, mit mir in Kontakt zu treten und mich dabei zu unterstützen, die Kraft der Vergebung in mir zu erwecken.«

Der Raum erfüllt sich schon bei deinen Gedanken an Erzengel Haniel mit rosa- und silberfarbenem Licht und der Energie der vollkommenen Liebe für dich. Vielleicht siehst du Haniels Gestalt oder seine Farben. Auf dieser spirituellen Bewusstseinsebene steht jetzt fest, dass du mit Erzengel Haniel verbunden bist. Sprich jetzt folgendes Gebet laut aus: »Lieber Erzengel Haniel, durchflute mich mit deinem Licht der Vergebung. Erwecke diese Kraft in mir, und unterstütze mich dabei, alte Blockaden, alten Groll, Traumata und Schocks im Namen der Liebe loszulassen.«

Das heilsame Licht von Erzengel Haniel flutet jetzt dein ganzes Sein. Lasse es besonders intensiv in dein Herz fließen und überall dorthin, wo du Anspannung und Verspannungen spürst. Nun sprich weiter: »Lieber Erzengel Haniel, deine bedingungslose Liebe und dein Licht der Vergebung befreien mich jetzt von allen Energien, die ich von meinen Eltern und meiner Ahnenreihe übernommen habe und die nicht zum höchsten Wohle meiner Seele sind.« Energiewellen der Vergebung durchfließen nun alle Ebenen deines Bewusstseins. Gib dich vollkommen der Heilung durch Erzengel Haniel hin, und spüre die Erleichterung. Wenn du dich ganz befreit fühlst, atmest du durch dein Herz in deinen Körper hinein und kommst in deine Mitte.

Gegenüber von dir entdeckst du eine weitere Tür. Wenn du möchtest, bitte jetzt Erzengel Haniel darum, die an einer für dich noch heute belastenden Situation beteiligten Personen hineinzuführen. Die Tür öffnet sich, und alle

Beteiligten betreten von einem Engel begleitet deinen Raum. Jetzt sprich folgende Worte laut oder leise: »Lieber Erzengel Haniel, durchflute mich und alle Anwesenden mit deinem Licht der Vergebung und der bedingungslosen Liebe. Ich bin bereit, so gut ich kann, mir selbst und allen Anwesenden zu vergeben. Erwecke in mir die Kraft der Vergebung. Stärke in mir die bedingungslose Liebe.«

Nimm nun wahr, wie eine unendliche Liebe dein ganzes Sein erfüllt, wie dein Herz befreit wird und ein samtig weiches, warmes Licht um dein Herz fließt und dich schließlich vollkommen einhüllt.

Sprich folgende Worte: »Lieber Erzengel Haniel, heile alle emotionalen Narben, die in meinem Herzensgewebe gespeichert sind und die heute geheilt werden dürfen. Leite mich an, wahrhaft zu vergeben und zum Wohle aller Beteiligten zu handeln.« Bedingungslose Liebe umfließt dich und schmiegt sich an deinen Körper. Dein Herz wird ein weiteres Mal von Erzengel Haniels Licht erfüllt. Spüre seine Liebe. Und nimm wahr, wie seine heilsame Energie jetzt dich und alle Anwesenden durchdringt und alles Alte, Graue und Dunkle in dir in bedingungslose Liebe verwandelt. Erkenne, dass du geliebt und uneingeschränkt unterstützt wirst.

Die Engel führen nun die anderen Personen aus dem Raum hinaus. Danke Erzengel Haniel für sein Wirken in und mit dir. Sei dir bewusst, dass du jederzeit in diesen Raum zurückkehren kannst.

Jetzt ist es an der Zeit, aufzustehen und dich zurück in deine Herzenskammer zu begeben. Bedanke dich bei Erzengel Haniel und diesem wunderschönen Raum, und schreite durch die Tür zurück in deine grün-goldene Herzenskammer. Genieße hier noch einmal die Energien der Heilung und der Liebe.

Wenn du so weit bist, gehe zurück zu deiner Wendeltreppe. Nimm die zehn Stufen in dem Wissen, dass jede Stufe dich weiter in dein Wachbewusstsein führt. Wenn du oben angekommen bist, bist du wieder ganz im Hier und Jetzt.

Mit Erzengel HANIEL deinen *Sanftmut* stärken

Sanftmut ist eine liebevolle, starke Kraft in dir, die dein Leben enorm bereichern kann. Ganz selbstverständlich und friedfertig für dich einzustehen, ist ebenfalls Teil der Sanftmut und stärkt deine Selbstliebe und dein Selbstbewusstsein. Sanft und mutig deine Meinung zu sagen und der Welt die Botschaften deines Herzens mitzuteilen, kann dein ganzes Umfeld bereichern.

In dieser Welt mangelt es an Sanftmut. Viele von uns haben gelernt, ihre Meinung dominant oder aggressiv vertreten zu müssen. Sanftmut hingegen schließt immer die Liebe mit ein. Erzengel Haniel bringt das Licht der Sanftmut in unsere Welt. Das heißt, er unterstützt dich dabei, deine Herzensprojekte zu präsentieren und der Welt deine Herzensmeinung sanft und kraftvoll mitzuteilen – immer in dem Bewusstsein, niemanden übervorteilen zu wollen. Alles, was du in Verbindung mit deinem Herzen mit Sanftmut angehst, hat eine große Chance auf Erfolg.

Diese lichte und gnadenvolle Energie, die Erzengel Haniel uns schenkt, kommt vom Herzen. Wenn du etwas aus deinem Herzen heraus kreierst oder sprichst, wird deine Schwingung immer von Liebe begleitet sein. Und wenn deine Wünsche und Worte von Liebe begleitet sind, werden sie deinem Umfeld guttun. Auch in Sanftmut können wir Nein sagen, wenn wir spüren, dass uns etwas nicht guttut. Ein Nein kann sehr heilsam sein. Und wenn dieses Nein in Liebe ausgesprochen wird, wird es unser Gegenüber in den meisten Fällen auch nicht verletzen.

Gebet

Lieber Erzengel Haniel,
deine Energien der Sanftmut stärken und unterstützen mich.
Sie schenken mir die Kraft, in Liebe für mich einzustehen.
Ich danke dir dafür.

Engel-Energiebehandlung

Suche dir einen Ort, an dem du die Behandlung ungestört ausführen kannst. Lasse dich währenddessen von leiser, meditativer Musik tragen. Zünde eine Kerze mit der Intention an, Erzengel Haniel jetzt zu dir einzuladen. Lege oder setze dich so bequem wie möglich hin, atme tief in dein Herz hinein, und komme ganz in diesem an.

Nun sprich laut folgende Worte: »Ich bitte mein göttliches Höheres Selbst um vollkommene Führung. Mein göttliches Höheres Selbst, öffne mein Kronenchakra, mein Basischakra, mein Herzchakra und meine Hand- und Fußchakras jetzt so weit, wie es gut für mich ist. Aus der Tiefe meiner Seele beschließe ich, keinerlei Fremdenergien anzunehmen. Ich bitte jetzt Erzengel Haniel, mich mit seinem rosafarbenen Licht der Sanftmut zu erfüllen in der Intensität, wie es zurzeit gut für mich ist.«

Das Licht von Erzengel Haniel strömt über dein Herz in deinen ganzen Körper. Es liebkost jede deiner Zellen und erfüllt sie sanft mit liebevoller Energie. Das rosafarbene, irisierende Licht beginnt, in jeder Zelle deines Körpers zu leuchten. Du fühlst dich geliebt, getragen und badest in einer sanften, unterstützenden Energie. Vielleicht fühlt es sich an, als würdest du schweben. Genieße dieses Gefühl. Wenn dein Körper vollständig von diesem Licht erfüllt ist, fließt es aus deinem Körper hinaus in dein Energiefeld. Wenn du möchtest, kannst du es auch in den Raum senden, in dem du gerade liegst.

Nun konzentriere dich auf dein Herz, spüre es in diesem Licht der Liebe, der Sanftmut von Erzengel Haniel, und stelle dir vor, dass die Sanftmut wie ein heilsamer Balsam jede Zelle deines Körpers berührt und erfüllt.

Lasse dieses Licht aus deinem Herzen in deinen Oberkörper fließen, über die Schultern in deine Oberarme, deine Unterarme und in deine Hände bis in die Fingerspitzen. Aus deinen Handflächen strömt jetzt die pure Sanftmut. Lege deine Hände auf dein Herz, und genieße die heilsame Energie.

Jetzt frage dich, welches Projekt, welche Situationen in deinem Leben diese liebevolle Energie benötigen. Atme ein paarmal tief ein und aus, und visualisiere, dass du mit deiner ganzen Aufmerksamkeit in deinem Herzen bist, umgeben von dem Licht von Erzengel Haniel. Stelle dir nun in deinem Herzen

die Situation vor, in der du sanft, mutig und in Liebe sprechen oder handeln möchtest. Jetzt sprich laut folgende Worte: »Lieber Erzengel Haniel, durchdringe diese Situation mit deinem Licht der Sanftmut zum Wohle aller Beteiligten. Unterstütze mich, zugleich sanft und mutig zu sein.«
Stelle dir vor, wie alle Beteiligten von dem irisierenden, liebevollen Energiestrom erfüllt werden. Bleibe so lange in diesem Energiefeld, bis du das Gefühl hast, dass du vollständig von Sanftmut ausgefüllt bist. Du kannst dir die Situation jetzt aus deinem Herzen heraus so vorstellen, wie du sie dir zum Wohle aller Beteiligten wünschst. Manifestiere dieses Bild in deinen Gedanken, und sage laut Ja zum Wohle aller Beteiligten. Fühle das positive Ergebnis mit deinem ganzen Sein. Dann löst sich das Bild in deinem Herzen wieder auf, du atmest ein paarmal tief ein und aus und kommst mit deinem Bewusstsein ins Hier und Jetzt.
Sprich nun folgende Worte laut aus: »Mein göttliches Höheres Selbst, schließe meine Chakras so weit, wie es gut für mich ist, und lasse so viel Energie in mir, wie ich zur Zeit benötige.«
Lege deine Hände auf den Fußboden deines Raumes, und schenke Mutter Erde alle überschüssige Energie. Danke Erzengel Haniel für sein Wirken, und nimm die Sanftmut in jeder Zelle deines Seins wahr. Gibt es Situationen in deinem Leben, in denen du Sanftmut benötigst, brauchst du nur an diesen Moment zu denken, und du wirst ganz eingehüllt sein in diesen kraftvollen Strom.

Meditative Heilreise

Begib dich an einen Ort, an dem du ungestört bist, und gestalte dir einen Platz, an dem du entspannt deine Reise zu dir selbst beginnen kannst. Leise Hintergrundmusik kann dich bei deiner Reise unterstützen. Zünde eine Kerze mit der Intention an, jetzt Erzengel Haniel in dein Leben einzuladen.

Bitte dein Höheres Selbst um vollkommene Führung. Stelle dir vor, wie das goldene Licht deines Höheren Selbst dich liebevoll umschmiegt und hält und dich vollkommen erfüllt. Lasse dieses Licht von deinem Höheren Selbst besonders intensiv in dein Solarplexuschakra fließen, und bitte dein Höheres Selbst darum, dein Urvertrauen zu stärken.

Du stehst jetzt oben vor einer wunderschönen, perlmuttfarbenen Wendeltreppe. Diese hat genau zehn Stufen, die dich hinab in deine Herzenskammer führen. Atme in dein Herz hinein, und bitte dein Höheres Selbst, dich zu begleiten. Nimm die liebevolle Anwesenheit deines Höheren Selbst wahr. Gehe nun Stufe für Stufe in dem Bewusstsein hinunter, dass jede Stufe dich tiefer in deine Herzensenergie trägt. Du bemerkst, wie du dich mit jeder Stufe mehr entspannst. Wenn du unten angekommen bist, blickst du in einen smaragdgrünen Raum, der von Gold durchwoben ist.

Dieser Raum zieht dich magisch an. Seine Energie ist erfüllt von heilendem, liebevollem Licht und dem Gefühl von Geborgenheit. Tritt nun in deine Herzenskammer ein, und öffne dich für das heilsame Licht, das dieser Raum für dich bereithält. Lasse dich von seinen wundervollen Schwingungen erfüllen. Du fühlst dich angenommen und heilsam berührt. Nun entdeckst du dir gegenüber eine Tür, auf der in goldenen Buchstaben »Erzengel Haniel« geschrieben steht. Du stehst auf und öffnest die Tür. Hinter ihr befindet sich ein Raum aus Rosenquarz.

Dieser Rosenquarz ist heute für dich mit der Kraft der Sanftmut aufgeladen. In der Mitte dieses Raumes erwartet dich ein Sessel. Dieser Platz ist dein Ort des Empfangens. Betrachte die zauberhaften, von Liebe durchdrungenen und von Sanftmut aufgeladenen Rosenquarzkristalle. Sie leuchten heute nur für dich, damit du dich mit der Kraft der Sanftmut stärken kannst. Setze dich in die Mitte des Raumes auf deinen Platz, und öffne dich für die Sanftmut. Wellen dieser heilsamen, stärkenden Kraft strömen in dich herein und verbinden dich mit deiner Herzensenergie. Genieße und empfange dieses Licht mit deinem ganzen Sein, deinem physischen Körper und auch mit all deinen Energiekörpern. Bitte dein Höheres Selbst erneut um vollkommene Führung, und lasse jetzt in deinen Gedanken eine Situation aus der Vergangenheit aufsteigen, in der du nicht den Mut hattest, für dich einzustehen und die vielleicht ein Gefühl der Minderwertigkeit und des Versagens in dir zurückgelassen hat. Wenn du möchtest, bitte nun Erzengel Haniel darum, den an jener Situation beteiligten Anteil von dir in deinen Raum zu führen. Atme noch einmal in dein Herz hinein.

Dir gegenüber erscheint eine Tür, die sich langsam öffnet. Erzengel Haniel betritt mit dem Anteil von dir den Raum. Nimm Kontakt zu diesem auf. Vielleicht empfindest du in diesem Moment wieder das Gefühl der Minderwertigkeit oder des Versagens. Bitte Haniel darum, dich und den Anteil von dir von allen negativen Energien zu befreien. Das Licht des Erzengels erfüllt nun dich und diesen Anteil von dir. Alle negativen Gefühle können sich in dem Licht der Sanftmut auflösen. Empfange dieses heilsame Licht so lange, bis sich alle Negativität in dir aufgelöst hat. Spüre die Sanftmut dich zunehmend erfüllen und stärken und ganz in deine Mitte bringen. Du siehst, dass auch dein Anteil durch die Kraft und Sanftmut immer intensiver zu leuchten beginnt und eine positive, starke und zugleich liebevolle Ausstrahlung erhält.

Nimm ihn nun in die Arme, und sage ihm, wie wundervoll und wertvoll er ist. In deinen Armen löst er sich in reines goldenes Licht auf. Lasse dieses Licht in dein Herz fließen, und spüre, wie es dich stärkt und dir Frieden schenkt.

Denke nun an ein Vorhaben, für das du Sanftmut benötigst, und bitte Erzengel Haniel darum, es auf allen Ebenen mit seinem Licht zu nähren. Stelle dir vor, wie Haniel dich und alle Beteiligten mit dem stärkenden Licht der Sanftmut erfüllt. Male dir aus, wie du deine Ansichten voller Sanftmut vorträgst und die Menschen in deinem Umfeld mit deinen Worten im Herzen berührst.

Du kannst jederzeit in diesen Raum zurückkehren und dich und deine Vorhaben von dem Licht von Erzengel Haniel erfüllen lassen. Wichtig dabei ist, dass du es immer zum Wohle aller Beteiligten tust. Denn die Unterstützung der Engel erhalten wir nur dann, wenn wir in Liebe handeln und kein anderes Wesen dadurch negativ berührt oder manipuliert wird. Danke diesem wundervollen Raum und deinem lichten Begleiter Haniel. Wenn du bereit bist, stehe auf, und tritt durch die Tür wieder in deine Herzenskammer ein. Hier kannst du noch einmal ganz bei dir ankommen und dich mit liebevoller Zuwendung und heilsamer Unterstützung aufladen lassen.

Wenn du so weit bist, gehe deine Wendeltreppe wieder Stufe für Stufe hinauf in dem Wissen, dass jede Stufe dich weiter in dein Wachbewusstsein trägt. Sobald du oben angekommen bist, befindest du dich wieder im Hier und Jetzt.

Mit Erzengel HANIEL
Selbstliebe und *Selbstfürsorge* leben

Uns selbst zu lieben und für uns selbst zu sorgen, sind zwei der Hauptlernaufgaben, die wir Seelen hier auf unserem wunderschönen Planeten Erde haben. Wir sind bestrebt, in Selbstliebe zu leben, denn wenn wir uns selbst lieben, sorgen wir dafür, dass es uns gut geht. Doch warum funktioniert das im Alltag oft nicht? Wir sind als Seele weit mehr als das, was wir im normalen Leben von uns selbst wahrnehmen. Würden wir uns in unserer Ganzheit spüren, wüssten wir, wie sehr wir geliebt werden, was uns guttut und was uns nicht guttut. Wünsche, die aus dem Verstand heraus entstanden sind und denen keine Liebe innewohnt, sind unserer Seele nicht wichtig. Nur, was in uns ein gutes, harmonisches und liebevolles Gefühl auslöst, wird uns in Liebe nähren.

Besitz ist in den meisten Fällen nicht das, was uns glücklich macht. Unterstützen wir hingegen andere Menschen in Verbundenheit, fördern wir dadurch unsere Selbstliebe. Viele von uns haben in der Kindheit gelernt, dass sie verurteilt werden, wenn sie an sich denken. »Du bist egoistisch« oder »Du denkst nur an dich« sind Äußerungen, die dazu führen können, dass wir verlernen, in einem gesunden und ausgeglichenen Maß für uns selbst zu sorgen. Wenn du dich wahrhaftig selbst liebst, wirst du stets das essen wollen, was dir guttut, und du wirst darauf achten, dass du genug Zeit hast, dich auszuruhen und deine Seele baumeln zu lassen. Die meisten von uns sind von Eltern erzogen worden, die hart gearbeitet und kaum an sich selbst gedacht haben und für die die Worte »Selbstliebe« und »Selbstfürsorge« Fremdworte waren.

Unsere Lichtwesen, die uns seit Anbeginn unseres Daseins begleiten, jubilieren jedes Mal, wenn wir uns etwas Gutes tun, etwas, was unsere Seele und unser Herz mit Liebe erfüllt. Sobald wir uns selbst lieben, haben wir auch ein hohes Maß an Liebe, die wir verschenken können. Lieben wir uns nicht, versuchen wir, im Außen Bestätigung zu bekommen, und dabei gehen wir oft über unsere eigenen Grenzen. Erzengel Haniel bietet dir heute sein Licht an, mit dem du deine Selbstliebe neu erwecken kannst. Er flüstert dir zu: »Du bist kostbar, einzigartig und wundervoll.« Und nichts kann daran etwas ändern, auch kein Fehler, den du gemacht hast. Wenn du dich selbst liebst und für dich sorgst, wirst du dein Umfeld positiv beeinflussen, indem deine Mitmenschen durch dein Vorbild lernen, für sich selbst da zu sein. Es macht uns glücklich, wenn wir uns anderen Menschen liebend zuwenden und sie unterstützen können. Das stärkt unsere Selbstliebe und unser Glück. Aber nur dann, wenn es in Maßen geschieht und wir uns nicht aufopfern.

Gebet

Lieber Erzengel Haniel,
durchströme mich mit deinem
gnadenvollen rosafarbenen Strahl,
erwecke in mir die Selbstliebe, und stärke
meine Selbstfürsorge.
Ich erkenne an, dass ich kostbar und
wertvoll bin.
Ich danke dir dafür.

Engel-Energiebehandlung

Bevor du in die Behandlung gehst, frage dich selbst, welche negativen Erfahrungen du in deiner Vergangenheit gemacht hast, wenn du für dich gesorgt und an dich gedacht hast. Welche Glaubenssätze über Selbstliebe und Selbstfürsorge hast du? Richte dir einen kuscheligen Platz in einem Raum ein, in dem du dich ganz geborgen fühlst. Zünde eine Kerze mit der Intention an, jetzt Erzengel Haniel zu dir einzuladen. Wenn du möchtest, kannst du leise meditative Hintergrundmusik laufen lassen, die dich in deiner Behandlung begleitet. Setze

oder lege dich an den Platz, den du dir geschaffen hast. Entspanne dich, fühle die Unterlage, auf der du liegst oder sitzt, und atme tief ein und aus. Spüre, wie du dich beim Ausatmen immer mehr entspannst und bei dir ankommst.
Sprich jetzt folgende Worte laut oder leise: »Mein göttliches Höheres Selbst, öffne jetzt bitte mein Kronenchakra, mein Herzchakra, mein Basischakra und meine Hand- und Fußchakras so weit, wie es gut für mich ist. Aus der Tiefe meiner Seele beschließe ich, keinerlei Fremdenergien zuzulassen. Ich bitte jetzt Erzengel Haniel, seinen gnadenvollen Strahl in der Intensität durch mich fließen zu lassen, wie es gerade gut für mich ist.«
Stelle dir vor und nimm wahr, wie Erzengel Haniels rosa-silberfarbener Strahl der Selbstliebe durch deinen Kopf in dich hereinfließt. Spüre, wie er in jede Zelle deines Kopfes dringt. Deine Augenlider, dein Kiefer und deine Kaumuskeln entspannen sich zunehmend. Das Licht fließt weiter durch deinen Hals und entspannt deine Halswirbelsäule. Es bahnt sich seinen Weg in deine Schultern und Schulterblätter und erfüllt deinen gesamten Rumpf. Lasse dieses liebende Licht ganz besonders in deinen Brustraum und dort in dein Herzen fließen. Es erfüllt jede Zelle deines Brustraums. Spüre und nimm wahr, wie sich Selbstliebe in dir ausbreitet und jede Zelle beginnt, voller Liebe zu leuchten. Nun fließt das Licht über deine Schultern in deine Oberarme, hinab in deine Unterarme und in deine Hände bis in die Fingerspitzen. Vom Rumpf fließt es über die Beckenschaufel in die Oberschenkel, die Knie, die Waden und die Füße hinein. Selbstliebe, Wärme und Entspannung breiten sich in dir aus. Durch deine Poren fließt dieser liebende Strom in dein gesamtes Energiefeld. Du bist jetzt eingehüllt und erfüllt von Liebe zu dir selbst. Genieße diese heilsame Energie eine Weile.
Lege nun deine Hände auf dein Herz. Die gnadenvolle Energie von Erzengel Haniel fließt über deine Handflächen in deinen Brustraum. Denke jetzt an eine Situation, in der du Verurteilungen erfahren hast, oder an einen Glaubenssatz, der deine Selbstliebe blockiert.
Sprich folgendes Gebet: »Lieber Erzengel Haniel, löse mit deiner Gnade alte Glaubenssätze, Erlebnisse und negative Beurteilungen auf, die ich erfahren und in mir gespeichert habe. Erwecke und stärke die Selbstliebe in mir. Ich bin bereit, loszulassen und mit deiner liebenden Hilfe meine Selbstliebe auferstehen zu lassen.«

Fühle die heilsame Gnade, die jetzt durch dich hindurchfließt. Sende sie in alte Bilder oder Emotionen, die dich belasten, und nimm wahr, wie du immer freier wirst. Ein wohliges Gefühl breitet sich in dir aus, erlösende Wärme und heilsame Liebe nehmen Platz in dir ein. Stelle dir dich selbst als kleines Kind vor, und nimm dich in den Arm. Lasse die bedingungslose Liebe in dieses Kind hineinfließen, und sage ihm, wie kostbar und wundervoll es ist. Halte es so lange, bis du das Gefühl hast, es ist vollkommen mit Selbstliebe ausgefüllt. Das Kind wird in deinen Armen zu goldenem Licht. Erlaube, dass dieses Licht in dein Herz fließt.
Nun sage folgende Worte: »Mein Höheres Selbst, ich bitte dich, führe mich in meine Mitte, dorthin, wo meine Selbstliebe wohnt und meine Selbstfürsorge lebt. Hilf mir, mich der Quelle der Selbstliebe in mir zu öffnen.«
Du wirst jetzt geflutet mit Liebe und dem Gefühl, geliebt zu sein. Genieße es, und stelle dir vor, wie sich diese Kraft in deinem Leben auswirkt. Verweile einen Moment in Bildern deines Lebens, das ab jetzt von Selbstliebe und von Selbstfürsorge erfüllt ist. Manifestiere in deinen Gedanken deine neue Kunst der Selbstliebe. Danke Erzengel Haniel dafür, dass er dich ab heute dabei unterstützt, dass du dein Leben in Liebe für dich selbst lebst.
Sprich folgende Worte laut aus: »Mein göttliches Höheres Selbst, schließe alle meine Chakras jetzt so weit, wie es gut für mich ist, und lasse so viel Energie in mir, wie es gut für mich ist.« Lege deine Hände auf den Fußboden oder auf die Unterlage, auf der du sitzt. Stelle dir vor, wie das überschüssige Licht von Erzengel Haniel Mutter Erde segnet.
Tue dir ab heute jeden Tag etwas Gutes. Du bist es wert!

Meditative Heilreise

Begib dich in einen Raum, in dem du ungestört bist, und richte dir dort einen Platz her, an dem du bequem liegen oder sitzen kannst. Leise Entspannungsmusik im Hintergrund kann dich auf deiner Reise unterstützen. Zünde eine Kerze mit der Intention an, Erzengel Haniel zu dir einzuladen.

Nimm ein paar tiefe Atemzüge, entspanne dich, und komme ganz in dir selbst an. Beim nächsten Ausatmen befindest du dich auf einer wundervollen

Wiese. Sie ist übersät mit bezaubernden, duftenden Blüten in deinen Lieblingsfarben. Du spürst Mutter Erde unter deinen Füßen, wie sie dich liebevoll trägt und dir Vertrauen schenkt. Vater Sonne wärmt dich und entspannt dein ganzes Sein.

Konzentriere dich auf deinen Solarplexus, der circa zwei Fingerbreit oberhalb deines Bauchnabels liegt. Stelle dir vor, dass ein kleines goldenes Licht in ihm leuchtet. Es ist die Energie deines Höheren Selbst. Nimm wahr, wie dieses Licht größer wird und über deinen Solarplexus deine ganze Körpermitte mit Wärme und Urvertrauen füllt. Lasse es jetzt in deinen Brustraum fließen und dein Herz erfüllen, und spüre, wie dir die wärmende Liebe deines Höheren Selbst immer mehr Ruhe und Vertrauen schenkt. Das Licht fließt weiter und entspannt deine Halswirbelsäule. Es bahnt sich seinen Weg in deine Schultern und Schulterblätter und erfüllt deinen gesamten Rumpf. Auch hier hinterlässt es wärmende Liebe und vollkommene Entspannung. Es fließt in deine Ober- und Unterarme und in deine Hände bis in die Fingerspitzen hinein. Wärmende, liebende Energie, die dich vollkommen zur Ruhe kommen lässt, breitet sich jetzt in deinem ganzen Körper aus. Genieße, dass du immer mehr in dir ankommst und Liebe und Urvertrauen in dir Platz einnehmen. Dieser goldene Fluss von Urvertrauen strömt über deine Beckenschaufel in deine Oberschenkel, die Knie und die Waden bis in die Füße hinein. Durch deine Poren dehnt sich dieses Licht auch in deinem ganzen Energiefeld aus. Öffne dich der Liebe zu dir selbst, die sich durch dein Höheres Selbst in dir ausbreitet. Du fühlst dich geborgen, gut angebunden und sicher.

Schreite jetzt über deine Wiese, bis du in nicht allzu weiter Ferne ein wunderschönes Haus entdeckst. Es zieht dich magisch an. Gehe Schritt für Schritt über deine Wiese zu diesem Haus, und nimm wahr, wie jeder Schritt dich tiefer in dein spirituelles Bewusstsein trägt. Gleich bist du an deinem Haus angekommen und siehst, dass es in deinen Lieblingsfarben schillert. Es umgibt ein schöner Gartenzaun, an dem sich Blumen, Gräser und Pflanzen emporranken. An der Pforte siehst du ein Schild mit deinem Namen. Dieses Haus ist dein Seelenhaus. Darin erwarten dich viele unterschiedliche Zimmer, die für unterschiedliche Bereiche deines Lebens stehen. Heute wollen wir das Zimmer der Selbstliebe und Selbstfürsorge betreten.

Öffne die Pforte, und spüre bei jedem Schritt, den du auf dein Haus zugehst, dass du immer mehr in dir ankommst. Vorfreude steigt in dir auf, dein Herz beginnt, schneller zu schlagen, und freut sich, dass du an diesen Ort gekommen bist. Drei Stufen führen zur Haustür. Gehe sie in dem Bewusstsein hinauf, dass du tiefer in dein spirituelles Bewusstsein trittst. Hinter der Eingangstür wirst du eine wunderschöne Halle vorfinden, von der viele weitere Türen abgehen. In der Mitte der Halle steht ein Sessel, der dich einlädt, Platz zu nehmen. Öffne jetzt ganz bewusst die Tür, schreite hindurch, und betritt deine Halle. Atme ein paarmal tief ein und aus, und lasse zu, dass du vollkommen an diesem Ort deines spirituellen Bewusstseins ankommst. Setze dich in deinen Sessel, und nimm die liebende und dir zugewandte Atmosphäre auf.

Eine Tür beginnt zu leuchten. Auf dieser Tür stehen in goldenen Buchstaben die Wörter »Selbstliebe« und »Selbstfürsorge«. Hinter ihr wirst du einen bezaubernden, dich stärkenden Raum finden, in dem du deine Selbstliebe und deine Selbstfürsorge neu aufleben lassen kannst. Hier in der Halle, in der du dich geborgen fühlst, kannst du nun Anteile von dir treffen, die die Erfahrung gemacht haben, dass sie negativ beurteilt oder bestraft wurden, wenn sie an sich selbst gedacht haben. Sprich jetzt folgende Worte laut aus: »Mein göttliches Höheres Selbst, bitte leite und führe du mich.« Spüre noch einmal das goldene Licht, das dich ganz erfüllt und liebend stärkt.

Sprich weiter: »Ich bitte jetzt Erzengel Haniel und mein Höheres Selbst, die Anteile von mir in meine Halle zu bringen, die sich von meinem Bewusstsein abgespalten haben, weil sie negative Erfahrungen nicht verkraftet haben. Nehmt auch die Anteile mit, die das Gefühl haben, es nicht wert zu sein, sich selbst zu lieben und etwas Gutes zu tun.«

Die Tür deiner Halle geht auf, und jeder einzelne Anteil deiner Vergangenheit hat einen rosa-silberfarbenen Engel an seiner Hand. Es sind Abgesandte Haniels. Bitte Erzengel Haniel jetzt, diese Anteile mit seinem gnadenvollen, liebenden Strahl zu reinigen. Stelle dir vor, dass jeder Engel eine Hand auf den Kopf eines Anteils legt, wodurch das Licht und die Gnade in jeden von ihnen strömen. Jegliche negative Energie wird jetzt im Licht von Haniel erlöst. Wenn du das Gefühl hast, deine Anteile sind gereinigt und befreit, sprich folgende Worte aus: »Lieber Erzengel Haniel, erfülle meine Anteile mit Selbstliebe und Selbstfürsorge.«

Sofort siehst du, wie das Licht dieser Engel deine Anteile nun mit Selbstliebe und Selbstfürsorge auffüllt. Deine Anteile beginnen, zu strahlen und zu leuchten, ihre Gesichter sind voller Freude und Glück. Jetzt wird einer nach dem anderen zu dir gebracht. Umarme jeden Einzelnen, und schenke ihm von ganzem Herzen deine Liebe. In deiner Umarmung schmelzen deine Anteile und werden zu rosa-goldfarbenem Licht. Lasse dieses Licht in dein Herz strömen, und nimm wahr, wie immer mehr Selbstliebe und Kraft zu dir zurückkehrt. Wenn du alle Anteile in dir integriert hast, danke Erzengel Haniel und deinem Höheren Selbst.

Jetzt ist es an der Zeit, deinen Raum der Selbstliebe und Selbstfürsorge zu betreten. Auch dieser Raum hält in seiner Mitte einen prächtigen und bequemen Sessel für dich bereit. Gehe zur Tür, und öffne sie. Dir strömt eine bezaubernde rosa-silberfarbene Energie voller Selbstliebe entgegen. Fühle die Selbstliebe, und nimm sie ganz in dich auf. Setze dich in den Sessel, und genieße diesen heilsamen Ort. Sprich folgendes Gebet: »Lieber Erzengel Haniel, ich danke dir für deine unendliche Liebe zu mir. Unterstütze mich darin, die Quelle meiner Selbstliebe neu zu erwecken. Wandle meine Zweifel, meine Minderwertigkeitsgefühle und Glaubenssätze, die ich selbst gebildet oder von meinen Ahnen übernommen habe, in reine Selbstliebe, und leite mich an, von Selbstfürsorge bestimmt zu leben.«

Der gnadenvolle Strahl von Erzengel Haniel erfüllt jetzt dein ganzes Sein. Du wirst von destruktiven Energien befreit, und in dir breiten sich Gefühle von Geborgenheit, Selbstliebe und Glück aus. Nimm dir Zeit, diese wertvolle und heilsame Erfahrung ganz bewusst wahrzunehmen. Danke Erzengel Haniel für seine Hilfe, und wenn du so weit bist, verabschiede dich von diesem Ort, der immer für dich zugänglich ist. Gehe von deinem Raum in deine Halle, und verlasse dann über die drei Stufen dein Haus. Gehe zu deinem Gartenzaun, und schreite zurück auf deine Wiese. Drehe dich noch einmal um, und sei dir gewiss: Dieses Haus wird immer für dich da sein, damit du in ihm heilsam für dich wirken kannst. Gehe ein paar Schritte über deine Wiese in dem Wissen, dass jeder Schritt dich mehr in dein Wachbewusstsein führt. Atme ein paarmal tief ein und aus, und komme zurück ins Hier und Jetzt.

Erzengel Kamael

Erzengel Kamael bringt Leichtigkeit, Inspiration und Visionen in dein Leben.

Mit Erzengel KAMAEL den *Schoßraum* heilen und segnen

Der Schoßraum der Frau ist heilig. Er ist der Ort, an dem das Leben empfangen wird. Alte vedische Traditionen sehen die Gebärmutter als ein zusätzliches, physisches Chakra. Hier wird das Leben empfangen, die Seelen nisten sich ein in diesen heiligen Raum. Energetisch gesehen ist der Schoßraum ein sehr kraftvoller Bereich, in dem wir nicht nur Kinder, sondern auch Ideen reifen lassen. Unser kreatives Potenzial liegt in ihm. Er ist die Quelle für ein glückliches, erfülltes Leben, denn über diesen physischen Bereich halten wir die Verbindung zur göttlichen Mutter. Auch die energetische, heilige, tantrische Kraft hat hier ihr Zuhause. Dadurch, dass dieser heilige Bereich der Frau so kraftvoll, wichtig und kostbar ist, wurde er in früheren Zeiten, in denen die Männer herrschten, als negativ betrachtet und bis zur vollkommenen Verachtung herabgewürdigt. Noch heute wird er in manchen Kulturen abgewertet. Diese Angst vor der weiblichen Kraft hat dazu geführt, dass viele Frauen nicht erkennen, welche Kraft spendende und heilsame Quelle ihnen innewohnt.

Wir Frauen speichern in der Gebärmutter alle Verletzungen, Beurteilungen und Erfahrungen, die wir in unserer Sexualität, bei Geburten und jeglicher Art von negativen Berührungen und Verbindungen erleben und erlebt haben. Nicht nur unsere eigenen Erfahrungen, sondern auch die unserer Mutter und unsere ganze Ahnenreihe. Sie wirken sich auf unser ganzes Leben aus.

Eine gelebte, liebevolle Sexualität ist heilsam und heilig zugleich. Die alten Glaubenssätze, nach denen Sexualität negativ beurteilt wurde, dürfen und sollten jetzt gehen. Eine Frau, die sich in ihrer Wildheit, Sanftheit, in ihrer Einzigartigkeit und Körperlichkeit annimmt, segnet diese Welt mit ihrer Vitalität und Schönheit.

Mit Erzengel Kamael als Hüter des Schoßraums der Frau können wir die alten Blockaden lösen, Narben und Verletzungen heilen und eigene oder übernommene in uns gespeicherte Schocks und Traumata auflösen. Mit der Heilreise dieses Kapitels befreist du nicht nur dich von alten, destruktiven und manipulativen Energien, sondern auch deine Ahnen.

Ein wichtiger Schlüssel zur Heilung ist Vergebung. Halten wir an Schuldzuweisungen und Groll fest, verletzen wir uns selbst. Wir vergiften unser Energiesystem und damit auch unser heutiges Sein mit negativen Energien. Bei genauer Betrachtung geben wir durch das Festhalten an den negativen Erfahrungen den sogenannten Tätern Macht über unser Leben, weil wir zulassen, dass diese Energien weiterhin unser Leben beeinflussen. Es geht nicht darum, dass wir ihnen verzeihen, was sie getan haben, doch wir können ihren Seelen vergeben. Dabei kann die Erkenntnis helfen, dass jeder Mensch, der auf die Erde kommt, erst einmal bedingungslose Liebe ist, aber Schocks, Traumata und negative Kindheitserfahrungen uns von dem Weg der Liebe abbringen.

Ich selbst habe als Kind Missbrauch durch meinen Stiefvater erfahren, der in seiner Kindheit ebenfalls Missbrauch erlebt hatte. Er hat sein Trauma an mich weitergegeben. Hätte ich daran festgehalten, hätte ich in diesem Leben höchstwahrscheinlich keine liebevolle Sexualität leben können. Durch Vergebung konnte ich die Kette von traumatischen Erfahrungen durchbrechen. Falls du das Gefühl hast, für deine Vergebungsarbeit himmlische Unterstützung zu benötigen, arbeite mit dem Kapitel »Mit Erzengel Haniel verzeihen und Herzensbrüche heilen« (S. 62).

In der hier vorgeschlagenen Behandlung verbindest du dein Herz mit deinem Schoßraum, um Liebe, Wertschätzung und Harmonie fließen zu lassen. Wenn unser Herz wieder mit unserem Schoßraum vereint ist, wird unsere Sexualität zu einer heilenden und heiligen Erfahrung, und deine kreativen Ideen können sich leichter in deinem Leben manifestieren.

Gebet

Lieber Erzengel Kamael,
durchdringe meinen Schoßraum mit
deinem segensreichen Licht.
Ich bitte dich, löse alle Schocks, Traumata
und Gewalterfahrungen auf,
die ich selbst erlebt, von meiner Ahnenreihe
übernommen habe
oder aus vergangenen Leben mitbringe.
Ich danke dir.

Engel-Energiebehandlung

Erschaffe dir einen Platz, an dem du bequem liegen kannst und ungestört bist. Wenn du möchtest, sorge für leise Hintergrundmusik. Zünde eine Kerze mit der Intention an, jetzt Erzengel Kamael zu dir einzuladen.
Lege dich hin, und sprich: »Mein göttliches Höheres Selbst, öffne mein Kronenchakra, mein Herzchakra, mein Basischakra und meine Hand- und Fußchakras jetzt so weit, wie es gut für mich ist. Aus der Tiefe meine Seele beschließe ich, keinerlei Fremdenergien zuzulassen. Lieber Erzengel Kamael, lasse jetzt deinen orangefarbenen Strahl in der Intensität durch mich fließen, wie es gerade gut für mich ist.«
Stelle dir vor, wie die Energie des Erzengels Kamael über dein Kronenchakra in dich hereinfließt, deinen Kopf erfüllt, von dort in deinen Hals, durch deine Schultern, deine Schulterblätter, Ober- und Unterarme bis in die Fingerspitzen fließt, in deinen Rumpf und durch deine Beine bis in die Zehenspitzen. Lasse diese Energie auch in dein Herz fließen. Nimm dir so viel Zeit, bis du das Gefühl hast, dein ganzer Körper ist aufgefüllt.

Jetzt stelle dir vor, wie das Licht aus deinem Herzen nochmals in deine Oberarme, deine Unterarme und in deine Hände und schließlich aus deinen Handflächen hinausfließt. Lege nun deine Hände auf deinen Schoßraum. Aus ihnen fließt jetzt die Energie von Erzengel Kamael in deinen Unterleib hinein. Verbinde dich mit deinem Schoßraum, und nimm wahr, wie kostbar er ist.

Sprich nun laut oder leise, wie es für dich richtig ist: »Lieber Erzengel Kamael, mein göttliches Höheres Selbst, ich bitte euch, löst alle Schocks und Traumata auf, die ich selbst erlebt oder von anderen übernommen habe. Heilt alle Verletzungen, glättet alle Narben, und verwandelt jegliche Form der Negativität, die ich in meinem Schoßraum gespeichert habe, in reines Licht, in reine Liebe. Mein Schoßraum ist heilig, meine Sexualität heilsam, und meine Kreativität erschafft Wunderbares. Ich danke euch aus ganzem Herzen.«

Lasse die Energie so lange in dich hineinfließen, bis du das Gefühl hast, die Wandlung ist vollzogen. Lege jetzt eine Hand auf dein Herz, während du die andere auf deinem Schoßraum ruhen lässt. Stelle dir vor, wie aus deinem Herzen liebende Energie in deinen Schoßraum fließt und dein Herz sich wieder ganz mit deinem heiligen Raum verbindet. Nimm dir dafür die Zeit, die du brauchst, und wenn die Verbindung hergestellt ist, danke Erzengel Kamael und deinem Höheren Selbst.

Lege deine Hände auf den Fußboden, und sprich laut: »Mein göttliches Höheres Selbst, schließe meine Chakras jetzt so weit, wie es gut für mich ist, und lasse so viel Energie in mir, wie ich gerade brauche. Alle überschüssige Energie schenke ich Mutter Erde.«

Stelle dir vor, wie alle überschüssige Energie über deine Handflächen in die Erde fließt. Danke deinem Höheren Selbst, danke Erzengel Kamael, und danke dir selbst für dein Wirken. Genieße deinen Tag. Wiederhole diese Behandlung, sooft du möchtest.

Meditative Heilreise

Richte dir einen Platz ein, an dem du ganz ungestört so gerade wie möglich liegen oder sitzen kannst. Wenn du möchtest, lasse leise Hintergrundmusik laufen.

Bitte dein Höheres Selbst um vollkommene Führung, und stelle dir vor, dass ein goldenes Licht des Urvertrauens in deinem Solarplexus leuchtet. Nimm wahr, wie es sich in dir ausdehnt und nach und nach deinen ganzen Körper erfüllt.

Atme in dein Herz hinein, und stelle dir vor, du stehst oben vor einer wundervollen, perlmuttfarbenen Wendeltreppe. Diese Wendeltreppe hat genau zehn Stufen, die dich hinab in deine Herzenskammer, einen smaragdgrünen, von Gold durchwobenen Raum führen, in dem eine Energie der Geborgenheit, der Liebe und der Heilung vorherrscht – nur für dich. Nimm jetzt Stufe für Stufe in dem Wissen, dass jede Stufe dich tiefer in dein spirituelles Bewusstsein trägt. Mit jeder Stufe wirst du entspannter. Sobald du unten angekommen bist, kannst du in deine Herzenskammer blicken. Tritt in sie ein, und lasse ihr grünes, heilsames Licht und die Liebe in dich hereinfließen. Lade dich ganz damit auf. Du bist geliebt, so, wie du geboren wurdest, und genau richtig, so, wie du bist.

In deiner Herzenskammer befindet sich ein wunderschöner Sessel, in dem du Platz nimmst, während du dich weiter mit dem heilsamen Licht und der Liebe Kamaels erfüllen lässt. Dir gegenüber siehst du eine Tür. Auf dieser steht in goldenen Buchstaben »Erzengel Kamael« geschrieben. Du öffnest diese Tür. Dahinter verbirgt sich ein Raum, der erfüllt ist von der kraftvollen, heilsamen Energie Kamaels. Seine Wände bestehen aus orangefarbenen Kristallen, die Lebenskraft, Vitalität und vollkommene Harmonie ausstrahlen. In der Mitte dieses Raumes befindet sich ein kostbarer, einzigartiger Thron nur für dich. Ein heiliges Feuer aus orangenfarbenen Flammen brennt in diesem Raum. Tritt in dem Bewusstsein in diesen heiligen Raum ein, dass du darin die ganze Kraft und Gnade Kamaels erleben darfst.

Setze dich auf diesen bequemen Thron, der schon auf dich wartet. Du kannst von deinem Platz aus das heilige Feuer sehen. Sein Licht wärmt dich. Der Raum ist vollständig erfüllt von der gnadenreichen Energie von Erzengel Kamael. Vielleicht siehst du Kamael als Lichtgestalt, fühlst seine Präsenz oder nimmst ihn auf deine ganz ureigene Art und Weise wahr. Lasse zu, dass das heilsame, heilige, harmonisierende und vitale Licht in jede Zelle deines Körpers und in alle deine Energiekörper fließt, und genieße es. Konzentriere dich dann auf deinen Schoßraum. Dieser ist nun aufgefüllt mit dieser lichten, heilsamen und harmonisierenden Energie. Du fühlst dich vollkommen geborgen, geliebt und geschützt.

Bitte dein Höheres Selbst um seine Führung. Gegenüber deines Throns erscheint eine Tür. Wenn du möchtest und dazu bereit bist, kannst du dein Höheres Selbst jetzt darum bitten, diejenigen Anteile von dir in deinen Raum zu führen, die in alten Verletzungen, Schocks und Traumata feststecken und heute geheilt werden dürfen. Das können Anteile aus der Kindheit, Jugend oder dem Erwachsenenalter sein – lasse dich von deinem Höheren Selbst führen.

Die Tür öffnet sich, und diese Anteile von dir betreten den Raum. Jeder von ihnen hält die Hand eines Engels, eines Abgesandten von Erzengel Kamael. Bitte nun Erzengel Kamael darum, diese Anteile von dir mit seinem Licht von jeglichen negativen Energien zu befreien. All diese Anteile werden jetzt von seinem Licht durchflutet, und du kannst sehen, wie sie immer freier werden und immer strahlender leuchten, bis sie ganz erfüllt sind vom orangefarbenen Licht der Vitalität, des Empfangens und der Freude. Nimm nun einen Anteil nach dem anderen, der jetzt voller Gnade leuchtet, in deine Arme. Die Anteile verwandeln sich in deinen Armen in goldenes Licht. Dieses Licht kannst du nun in dich hereinfließen lassen.

Und jetzt sprich laut: »Lieber Erzengel Kamael, mein göttliches Höheres Selbst, so gut ich kann, bin ich bereit, zu vergeben und zu verzeihen, um heute Frieden und Heilung zu erfahren und zu schenken. Ich bitte euch, löst alle Schocks und Traumata, alle Verletzungen auf, die heute heilen dürfen. Ich nehme eure Hilfe an und danke euch aus ganzem Herzen. Heilt bitte auch jegliche disharmonischen Energien, die ich aus der Ahnenreihe übernommen oder aus vergangenen Leben mitgebracht habe. Ich danke euch. So sei es.«

Stelle dir erneut vor, wie das Licht von Erzengel Kamael in dir wirkt, bis du Harmonie und Frieden fühlst. Dann danke den Engeln und deinem Höherem Selbst, atme ein paarmal tief ein und aus, und komme zurück ins Hier und Jetzt.

Mit Erzengel KAMAEL *Neues* empfangen

Die meisten Menschen verbinden den Begriff »Empfangen« damit, ein Kind zu empfangen. Ich glaube, es ist das größte Wunder hier auf der Erde, wenn ein Paar in Liebe zusammenkommt und eine Seele sich ihren Weg aus höheren Dimensionen bahnt, um in einen neuen menschlichen Körper zu inkarnieren.

Für diesen heiligen Prozess braucht es Offenheit und Bereitschaft. Wir können aber nicht nur Seelen empfangen, sondern auch Ideen, Projekte, Worte oder Kunst – all das kann von höheren Dimensionen über unser Sakralchakra den Weg in unseren Geist finden. Wir leben in einer Welt, in der die meisten Menschen daran glauben, dass Ideen unserem Verstand entspringen. Ich glaube, dass wir alle miteinander und auch mit den höheren Reichen verbunden sind. Brauchen wir eine Idee für ein Projekt, ein Haus, ein Kunstwerk, ein Buch oder, was auch immer wir in dieser Welt erschaffen und kreieren möchten, werden uns diese Ideen von unserem Höheren Selbst oder aus hohen lichten Dimensionen gesendet. Und dafür braucht es die Bereitschaft, sie zu empfangen. Wir sind nur bereit, etwas aufzunehmen, wenn wir gelernt haben, loszulassen. Unsere verankerten Vorstellungen sollten wir auflösen, damit himmlische Weisheiten zu uns fließen und Lösungen und Ideen bringen können, die für uns und für die ganze Welt heilsam sind.

Viele Erfinder haben in ihren Träumen die Lösungen für ihre Probleme erhalten, und wenn wir träumen, sind wir sowohl mit unserem Höheren Selbst als auch mit anderen Dimensionen verbunden. Erzengel Kamael kann dich heute mit seinem orangefarbenen Licht dabei unterstützen, Ideen, Wege und Lösungen, die von Liebe getragen sind, zu empfangen. Welchen Aspekt deines Lebens möchtest du bereichern, erneuern und auf einen Pfad der Kreativität bringen? Falls du einen Beruf ausübst, der dich nicht mehr erfüllt und vielleicht sogar deprimiert, kannst du Erzengel Kamael bitten, dich zu der Erkenntnis zu geleiten, welcher Beruf dich inspiriert und mit Kraft erfüllt. Hast du vielleicht eine künstlerische Begabung, die bisher verborgen geblieben ist? Dann wäre die Zeit jetzt gut, dein inneres Licht wiederzubeleben. Lasse es strahlen, gib ihm einen Ausdruck, und segne mit diesem Werk die Welt.

Was auch immer in dir schlummert, erhalte mit der Unterstützung von Erzengel Kamael Inspiration, Licht und Visionen. Kinder haben eine Verbindung zu ihrem Höheren Selbst und zu Engelwesen. Verbinde dich mit deinem Inneren Kind, und erinnere dich daran, was du als Kind gern gespielt hast und mit welchem Selbstverständnis du davon ausgegangen bist, dass Dinge funktionieren. Diese Leichtigkeit will über Erzengel Kamael erneut in dein Leben kommen. Sei bereit für liebevolle Abenteuer voller Kraft und Freude. Wenn du Visionen empfängst und Kraft brauchst, diese auf unserer Erde zu manifestieren, wäre dein nächster Schritt, dich mit Erzengel Uriel zu verbinden (siehe S. 167).

Gebet

Lieber Erzengel Kamael,
segne mich mit deinem orangefarbenen
Strahl des Empfangens.
Ich öffne mich den lichten Inspirationen
höherer Dimensionen und
empfange in deiner Gnade meine Visionen
und Manifestationen der Liebe.
Ich danke dir.

Engel-Energiebehandlung

Bevor du dich selbst behandelst, solltest du wissen, in welchem Bereich deines Lebens du die Gnade von Erzengel Kamael nutzen möchtest. Lege dir Stift und Papier griffbereit zur Seite.
Gestalte dir einen Platz, an dem du ungestört bist und bequem liegen oder sitzen kannst. Zünde eine Kerze mit der Intention an, Erzengel Kamael jetzt mit seiner Energie in dein Leben einzuladen. Leise Musik im Hintergrund kann dich unterstützen, dich während dieser Behandlung vollkommen zu entspannen.
Lege oder setze dich so bequem wie möglich hin, atme ein paarmal tief ein und aus, und sprich folgende Worte laut oder leise: »Mein göttliches Höheres Selbst, öffne jetzt bitte mein Kronenchakra, mein Herzchakra, mein Basischakra und meine Hand- und Fußchakras so weit, wie es gut für mich ist. Aus der Tiefe meiner Seele beschließe ich, keinerlei Fremdenergien zuzulassen. Ich bitte jetzt Erzengel Kamael, seinen gnadenvollen Strahl in der Intensität durch mich fließen zu lassen, wie es gerade gut für mich ist. Ich bin bereit, seine Gnade und Unterstützung anzunehmen und sein Licht zu empfangen.«
Das orangefarbene Licht von Erzengel Kamael fließt jetzt über dein Sakralchakra in deinen Unterleib. Es nährt jede Zelle dieses Bereiches. Fühle, wie Wärme und ein liebender Fluss des Empfangens dich und deinen Unterleib vollkommen entspannt. Jede Zelle, die von diesem Licht erfüllt wird, beginnt, zu leuchten. Du entspannst dich immer mehr. Lasse dieses Licht auch durch deinen Hals und deinen Kopf strömen, über deine Beckenschaufel in deine Oberschenkel, deine Knie, deine Waden und in deine Füße bis in die Zehenspitzen hinein. Jede Zelle deiner Beine beginnt jetzt, sich in dem Licht von Erzengel Kamael zu entspannen und zu leuchten. Konzentriere dich nun auf deinen Brustraum, und lasse die Wärme über deine Schultern und Schulterblätter in deine Ober- und Unterarme bis in die Hände hineinfließen. Genieße eine Weile das Gefühl vollkommener Entspannung.
Lege nun deine Handflächen, aus denen das Licht von Erzengel Kamael strömt, auf deinen Unterleib, und fühle, wie es durch deine Hände auch von außen in dich hereinströmt. Rufe dir in Erinnerung, welchen Bereich deines Lebens du mit der Gnade des Empfangens füllen möchtest. Lasse in deinen Gedanken ein Bild aufsteigen, und sprich folgendes Gebet: »Lieber Erzengel Kamael, ich danke dir

für die Gnade des Empfangens. Unterstütze mich dabei, alte, destruktive Gedanken und Ideen loszulassen, und aktiviere meine empfangende Kraft. Ich bin bereit, das aufzunehmen, was mich auf meinem Seelenweg unterstützt, was Freude und Liebe in mir auslöst. Schenke mir die Inspiration, meine nächsten Schritte zu sehen und zu gehen. Erwecke meine Gabe des Empfangens, und stärke sie. Ich bin bereit, mein Leben in deinem Licht und in deiner Gnade zu erneuern.«
Lasse jetzt den Bereich deines Lebens, den du im Geiste empfangen oder dir vorgestellt hast, mit dem gnadenreichen orangefarbenen Strom von Erzengel Kamael auffüllen. Entspanne dich, und erhalte Bilder, Worte oder Gefühle, die dir die nächsten Schritte in ein inspiriertes Leben zeigen. Was jetzt auch immer auftauchen mag, nimm das an, was kommt. Schreibe oder male auf, was du empfangen hast. Gib dir genügend Zeit zur Entspannung. Wenn du so weit bist, danke Erzengel Kamael.
Sprich folgende Worte: »Mein göttliches Höheres Selbst, schließe alle meine Chakras jetzt so weit, wie es gut für mich ist, und lasse so viel Energie in mir, wie ich brauche.« Lege deine Handflächen auf Mutter Erde, und schenke ihr all deine überschüssige Energie.
Genieße deinen Tag, und sei achtsam, welche Inspirationen und Ideen dir noch begegnen. Manchmal nutzen die Engel andere Menschen, um uns Botschaften zu überbringen. Sei offen, diese zu empfangen, ohne zu werten.

Meditative Heilreise

Lege dir Stift und Papier griffbereit an den Platz, an dem du die Reise antrittst. Erschaffe dir einen ruhigen Ort, an dem du ganz ungestört bist. Zünde eine Kerze mit der Intention an, jetzt Erzengel Kamael zu dir einzuladen. Leise meditative Musik im Hintergrund kann dich unterstützen, dich zu entspannen.

Lege oder setze dich hin, und atme ein paarmal tief ein und aus. Mit dem nächsten Ausatmen befindest du dich in einer bezaubernden Landschaft mit sanften Hügeln. Du stehst auf einem dieser Hügel, und er ist übersät mit orangefarbenen Blumen, die einen feinen und zugleich betörenden Duft verströmen. Fühle in deine Füße hinein, und nimm wahr, wie Mutter Erde dich liebevoll trägt. Vater Sonne scheint und wärmt dich. Genieße eine Weile diesen Zustand des Getragenseins, und nimm die Schönheit in dich auf, die dich umgibt.

Du siehst in nicht allzu weiter Ferne einen großen, wunderschönen Wald. Er zieht dich magisch an. Gehe von deinem Hügel Schritt für Schritt in dem Wissen auf den Wald zu, dass jeder Schritt dich tiefer in dein spirituelles Bewusstsein trägt.

Während du auf die Bäume zuläufst, sieh dir die wundervollen orangen Blumen an, die dich auf dem ganzen Weg begleiten. Du kommst auf einen Weg, der direkt zum Wald führt. Gehe diesen Pfad in deinem Tempo entlang, du gelangst immer mehr in dein spirituelles Bewusstsein. Jetzt oder gleich bist du am Waldrand angekommen. Bitte dein Höheres Selbst um vollkommene Führung.

Bevor du in den Forst gehst, mache dir noch einmal bewusst, welche negativen Gedanken dich davon abhalten könnten, dein neues Leben, deine neue Berufung oder dein neues Projekt zu empfangen. Vor dem Waldeingang steht ein besonders großer und mächtiger Baum, auch er zieht dich magisch an. Seine Wurzeln sind kräftig, und zwischen ihnen siehst du ein wunderschönes Moosbett. Setze dich in dieses Moosbett hinein, lege deine Hände auf die mächtigen Wurzeln, und sprich folgende Worte: »Mein göttliches Höheres Selbst, leite und führe mich, löse jetzt alle alten, destruktiven und negativen Gedanken auf, die mich hindern könnten, wahrhaftig zu empfangen.« Stelle dir vor, dass in deinem Solarplexus ein kleines goldenes Licht zu leuchten beginnt. Es ist das Licht deines Höheren Selbst. Stelle dir vor, wie dieses Licht immer größer wird, deine Mitte erfüllt und sich von dort weiter ausdehnt, in deinen gesamten Rumpf. Es fließt in deine Beine, deine Füße, deinen Hals, deinen Kopf und in deine Arme bis in deine Fingerspitzen hinein. Fühle, wie das Licht deines Höheren Selbst dich entspannt und alte, graue Gedanken und Energien aufgelöst werden. Es füllt jetzt jede Zelle deines Körpers mit Wärme und Vertrauen. Fühle dieses dir innewohnende Vertrauen.

Wenn du dich genug aufgefüllt und losgelassen hast, danke diesem Platz, und stehe wieder auf. Gehe nun zum Waldeingang, und sage laut oder leise, wie es für dich richtig ist: »Ich verbinde die Liebe, die mich kreiert und erhält, mit der Liebe, die dich, Wald, kreiert und erhält. Ich bin bereit, dich mit all deinen Wesen und auf allen Ebenen wahrzunehmen.«

Dadurch, dass du dich jetzt in Liebe mit dem Wald verbunden hast, beginnt er, zu leuchten und zu glitzern. Gehe Schritt für Schritt hinein in dem Wissen, dass du immer tiefer in dein spirituelles Bewusstsein kommst. Du siehst nach einer Weile eine wunderschöne Lichtung. In ihrer Mitte ist ein Feld mit bezaubernden orangen Blüten. Die Sonne scheint, und der Boden ist warm. Lege dich in dieses Blütenmeer hinein, genieße den Duft und die Schönheit, und fühle, wie Mutter Erde dich liebevoll trägt. Die wundervolle Farbe und der süße Duft der Blumen dehnen sich aus und hüllen dich mit ihrer liebenden Kraft auf allen Ebenen ein.

Sprich nun folgendes Gebet: »Lieber Erzengel Kamael, ich bin bereit, zu empfangen. Lasse deine Gnade und dein Licht in mir und durch mich wirken. Verbinde mich mit meiner empfangenden Kraft. Energetisiere meinen feinstofflichen Körper, erwecke meine Fähigkeit des Empfangens. Deine Gnade leitet meine Visionen, meine Ideen und alles, was ich kreieren und empfangen will, zum höchsten Wohl meiner Seele.«

Das Licht von Erzengel Kamael durchdringt dich auf allen Ebenen deines Seins. Du fühlst dich leicht, entspannt und energetisiert. Setze dich jetzt auf. Du bemerkst ein Wesen auf deiner Waldlichtung. Vielleicht kannst du es sehen, erahnen oder dir vorstellen, vielleicht fühlst du es auch. Es ist Erzengel Kamael. Jetzt kannst du ihm Fragen stellen zu dem, was du empfangen möchtest. Vielleicht hörst du die Antwort oder siehst Bilder. Es könnte auch sein, dass du sie einfach fühlst. Bleibe ganz entspannt, und empfange alles, was heute zu dir kommen möchte. Du kannst Erzengel Kamael immer wieder um seine Energie bitten, er wird dich jederzeit unterstützen.

Wenn du so weit bist, danke Erzengel Kamael und diesem wundervollen Ort, an dem du jetzt bist. Stehe auf, und gehe in deiner Zeit in dem Wissen aus dem Wald hinaus, dass jeder Schritt dich mehr in dein Wachbewusstsein führt. Gehe zurück auf deinen Hügel, der übersät ist von orangefarbenen Blüten. Wenn du oben angekommen bist, atme ein paarmal tief ein und aus. Du bist zurück im Hier und Jetzt. Schreibe auf, was du empfangen hast. Notiere alle Details, jede Farbe, jede Person und jedes Gefühl. Wiederhole diese Reise so oft, wie es dir möglich ist, bis du ein Ergebnis erzielt oder Inspiration erhalten hast.

Mit Erzengel KAMAEL *Kreativität* entfalten

Kreativität hat viele Gesichter: malen, schreiben, designen, nähen, tanzen, gärtnern und so vieles mehr. Wenn wir kreativ sind, sind wir verbunden mit unserem Höheren Selbst. Wir sind dann nicht im Kopf, sondern erschaffen etwas aus unserem Herzen heraus, sind verbunden mit unserer Seele und drücken ihre Vielfalt aus. Das Resultat, das entsteht, sollte keinesfalls von anderen beurteilt werden. Es gibt so viele unterschiedliche Geschmäcke, dass es eigentlich unmöglich ist, die Kunst eines anderen wirklich zu beurteilen. Wenn wir durch dessen Augen sehen könnten, würden wir seine Kreation verstehen.

Dadurch, dass wir als Kind beurteilt werden, verlernen wir, dass wir einfach erschaffen können. Ich bin mir sicher, dass unzählige kreative und begnadete Künstler unter uns leben, die ihre Begabung nicht mehr leben, weil sie schon als Kind gehört haben, was sie hervorbringen, könnte besser oder anders sein. Dabei macht es uns Menschen glücklich, etwas Neues zu kreieren. Es öffnet in uns einen heiligen Raum, in dem wir mit unserem ganzen Wesen in Verbindung stehen. Erzengel Kamael wird mit seiner Kraft der Liebe in dir Türen öffnen und dein kreatives Potenzial neu erwecken. Beurteilungen und negative Erfahrungen werden in seinem Licht erlöst und gewandelt. Mit ihm kannst du die Räume deiner Freude und des Selbstwertes wieder betreten und kindliche Anteile von dir, die beurteilt wurden, heilsam berühren, um sie zurück in die Unschuld zu bringen. Alte Werte und Glaubenssätze dürfen in der Energie von Kamael aus deinem Energiesystem entweichen, und sowohl deine Kreativität als auch deine Einzigartigkeit werden wiederbelebt. Jeder Mensch hat kreative Begabungen, und wenn du deine bis jetzt noch nicht gefunden hast, ist es an der Zeit, zu forschen, was in dir eine tiefe Zufriedenheit und Freude auslöst. Was hast du als Kind gern getan, womit hast du intensiv gespielt?

Lasse dich durch die Heilreise dieses Kapitels in deine Kreativität führen. Sie ist kostbar und wundervoll – lasse nicht zu, dass dich Beurteilungen von Menschen, die deinen inneren Ausdruck nicht verstehen, in deiner Schaffenskraft blockieren und einschränken. Du bist ein schöpferisches Wesen, und durch dich wirken hohe Energien. Deine Seele und die ganze Engelwelt werden jubilieren, wenn du deinen ureigenen Selbstausdruck auslebst. Deine innere Zufriedenheit und dein kreatives Erschaffen in Liebe zu dir selbst unterstützen diese Welt, ihr Potenzial zu entfalten. Wenn du in deiner Schaffenskraft bist, schwingst du in höheren Dimensionen, und davon wird diese Welt gesegnet. Deine Kreativität wird sich heilsam auf deinen gesamten Körper und harmonisierend auf dein Leben auswirken.

Gebet

Lieber Erzengel Kamael,
durchflute mich mit deinem orangefarbenen,
vitalisierenden Segensstrahl.
In deinem Licht erwecke ich meinen kreativen Fluss
und löse mich von Beurteilungen.
Ich danke dir.

Engel-Energiebehandlung

Gehe an einen Ort, an dem du ungestört bist und bequem sitzen oder liegen kannst. Meditative Musik im Hintergrund kann dich während dieser Behandlung unterstützen. Zünde eine Kerze mit der Intention an, jetzt Erzengel Kamael zu dir einzuladen. Sprich folgende Worte laut oder leise: »Mein göttliches Höheres Selbst, öffne mein Kronenchakra, mein Herzchakra, mein Basischakra und meine Hand- und Fußchakras jetzt so weit, wie es gut für mich ist. Aus der Tiefe meiner Seele beschließe ich, keinerlei Fremdenergien zuzulassen. Ich bitte jetzt Erzengel Kamael, seinen orangefarbenen Strahl in der Intensität durch mich fließen zu lassen, wie es gerade gut für mich ist.«

Das vitalisierende orangefarbene Licht fließt jetzt über dein Sakralchakra in deinen ganzen Unterbauch. Jede Zelle wird erfüllt von dem wärmenden Strahl, und du spürst, wie sich die heilsame Energie in dir ausbreitet. Du entspannst dich immer mehr, und eine wohlige Wärme und Vitalität breiten sich in dir aus. Dieses segnende, orangefarbene Licht fließt weiter in jede Zelle deines Rumpfes. Es fließt über die Beckenschaufel in deine Oberschenkel, in deine Knie, in deine Waden und deine Füße bis in die Zehenspitzen hinein, ebenso über deine Schultern und deine Schulterblätter in deine Oberarme und in die Unterarme bis in die Hände. Das Licht breitet sich in deinen Hals und auch in deinen Kopf aus. Genieße eine Weile diese vitalisierende, wärmende, wohlige und dich unterstützende Energie. Nimm wahr, wie der orangefarbene Strom nun in dein gesamtes Energiefeld fließt. Du bist umgeben von diesem gnadenvollen und unterstützenden Licht.

Sprich folgendes Gebet: »Lieber Erzengel Kamael, in deinem gnadenvollen Licht aktivierst du meine ureigene Kreativität. Öffne mich für mein schöpferisches Potenzial, unterstütze mich dabei, zu erkennen, welcher kreative Fluss durch mich in diese Welt fließen möchte. Löse alle Blockaden, Glaubenssätze und Erfahrungen, die meine Kreativität blockiert haben, in deinem liebenden Segenslicht auf. Verwandle alle destruktiven Energien, die nicht zum höchsten Wohl meiner Seele sind, jetzt in Liebe.«

Atme tief ein und aus, und spüre, wie die Energie von Erzengel Kamael dich vollkommen erfüllt. Es kann geschehen, dass jetzt Bilder aus deinen Kindertagen oder alte, blockierende Gefühle in dir aufsteigen. Nimm wahr, wie Erzengel Kamael diese in seinem heilsamen Strom in Licht und Liebe umwandelt. Konzentriere dich auf deinen Unterbauch, und stelle dir einen Raum vor, der von orangefarbenem Licht erfüllt ist. Atme ein paarmal tief ein und aus, und mit dem nächsten Atemzug befindest du dich in diesem Raum. Lasse dich von seiner Kreativität und Vitalität erfüllen. Lege deine Hände auf deinen Unterbauch, und spüre, wie der segensreiche orangefarbene Strahl von Erzengel Kamael aus deinen Handflächen in deinen Körper hereinfließt. Sprich folgendes Gebet: »Mein göttliches Höheres Selbst und Erzengel Kamael, ich bitte euch, unterstützt mich, damit ich erkenne und fühle, welches kreative Potenzial in mir steckt und von mir gelebt werden will.«

Das Licht deines Höheren Selbst und das Licht von Erzengel Kamael fließen jetzt in dein ganzes Sein. Entspanne dich in diesem Raum, und nimm an, was an hilfreichen Informationen und kreativem Potenzial in deinem Geist aufsteigt. Bleibe so lange in diesem wundervollen Raum, bis du das Gefühl hast, Kontakt zu deinem schöpferischen Potenzial hergestellt zu haben. Manchmal ist es nur ein Wort, ein Gefühl oder ein Bild – beurteile es nicht, sondern bewege es in deinem Herzen und überlege, was es für dich bedeutet. Bitte Erzengel Kamael, dich weiterhin zu unterstützen. Wenn du so weit bist, dann danke Erzengel Kamael und deinem Höheren Selbst für ihre Begleitung. Atme ein paarmal tief ein und aus, und komme zurück ins Hier und Jetzt. Fühle die Unterlage, auf der du sitzt oder liegst, und lege deine Handflächen darauf.
Sprich folgende Worte: »Mein göttliches Höheres Selbst, schließe alle meine Chakras jetzt so weit, wie es gut für mich ist, und lasse so viel Energie in mir, wie ich brauche.« Stelle dir vor, wie deine überschüssige Energie in Mutter Erde hineinfließt.

Meditative Heilreise

Erschaffe dir einen Ort, an dem du bequem liegen oder sitzen kannst und an dem du für die Zeit deiner Heilreise ganz ungestört bist. Du kannst im Hintergrund leise meditative Musik laufen lassen, die dich unterstützt, dich vollkommen zu entspannen. Zünde eine Kerze mit der Intention an, jetzt Erzengel Kamael zu dir einzuladen. Atme tief ein und aus, und beim letzten Ausatmen befindest du dich auf einer wundervollen Wiese. Die Sonne scheint und wärmt deine Schultern. Spüre in deine Füße hinein, nimm Mutter Erde unter dir wahr, die dich liebevoll trägt. Deine Wiese ist übersät von orangefarbenen Blüten, von denen ein zauberhafter Duft und ein irisierend-samtiges Licht ausgehen. Du wirst vom Duft und vom Licht eingehüllt und erfüllt. Du fühlst dich geborgen, willkommen und geliebt.

Gehe mit deiner Aufmerksamkeit zu deinem Solarplexus. In ihm leuchtet ein kleines goldenes Licht. Konzentriere dich darauf, und fühle, wie es sich in dir ausdehnt. Es wärmt deine Mitte, und das Gefühl des Vertrauens breitet sich in dir aus. Lasse dieses Licht des Vertrauens durch deinen Körper fließen.

Nimm wahr, wie du dich immer wohler fühlst und dich ein segensreiches Vertrauensgefühl vollkommen erfüllt.

Gehe jetzt achtsam über deine Wiese, und nimm ihre Schönheit wahr. Diese Wiese ist ein Teil deiner Seelenlandschaft, diese Schönheit ist in dir. Du siehst in nicht allzu weiter Ferne einen großen, sehr imposanten Baum. Er zieht dich magisch an. Je näher du ihm kommst, desto besser erkennst du in seiner Krone ein Baumhaus. Jetzt oder gleich bist du an dem Baum angekommen. Eine Leiter führt nach oben, und du siehst, dass sich im Baumhaus etwas bewegt. Ein Kind schaut dich von dort oben an. Es ist dein Inneres Kind – ein Anteil von dir, der dein kreatives Potenzial noch kennt und es leben will. Wenn du gleich die Leiter hinaufgehst, die hoch in das Baumhaus führt, nimm wahr, wie dich jede Sprosse weiter in dein kreatives Potenzial trägt.

Doch bevor du in dein Baumhaus steigst, ist es wichtig, dass du mithilfe deines Höheren Selbst und des Erzengels Kamael die Anteile von dir triffst, die negative Erfahrungen mit ihrer Kreativität gemacht haben und nun deine Kreativität durch mangelnden Selbstwert und das Gefühl des Versagens blockieren.

Sage folgende Worte: »Mein göttliches Höheres Selbst, bitte leite und führe mich. Ich bitte dich, jetzt alle Anteile von mir, die meine Kreativität blockieren, weil sie negativ beurteilt und bewertet worden sind, hier auf der Wiese erscheinen zu lassen.« Nun erscheinen alle Anteile deiner Kindheit, aus deinem jungen Erwachsensein und aus der nahen Vergangenheit auf deiner Wiese. Jeder einzelne Anteil von dir wird von deinem Höheren Selbst in Form eines goldenen Engels begleitet. Vielleicht kannst du dich an unterschiedliche Situationen erinnern, und du erkennst die Anteile aus ihnen. Wenn das nicht so ist, ist es nicht schlimm. Du kannst dich auch ganz auf dein Höheres Selbst verlassen.

Sprich folgendes Gebet: »Lieber Erzengel Kamael, ich bitte dich, jeden einzelnen Anteil von mir hier auf dieser Wiese mit deiner Gnade und deiner wandelnden Kraft zu erfüllen. Wandle die blockierenden Energien mit deinem orangefarbenen, gnadenvollen Strahl. Wandle jegliche destruktive Energie in deinem Licht. Erwecke in allen Anteilen mein kreatives Potenzial und den Mut, es zu leben.«

Stelle dir vor, wie eine imposante, liebende und dir ganz zugewandte Gestalt auf deiner Wiese erscheint. Vielleicht siehst du ihn oder du erahnst ihn: Es ist Erzengel Kamael. Du spürst eine Energie, die dir vollkommen in Liebe zugewandt ist. Lasse diese Liebe in dich hereinfließen, und genieße sie. Auf spiritueller Ebene steht jetzt fest, dass Erzengel Kamael bei dir ist. Nun geht Erzengel Kamael auf die Anteile von dir zu, legt seine liebende Hand auf den Kopf jedes Anteils, und du siehst, wie sein heilsames Licht in diesen hineinfließt und sich alle destruktiven Energien auflösen. Nach und nach beginnen die Anteile, zu leuchten, und du kannst Freude in ihren Gesichtern erkennen. Jetzt bringen dir die goldenen Engel deine Anteile zurück. Nimm jeden einzelnen Anteil in deine Arme, fühle ihre Freude, und lasse das orangefarbene Licht der Kreativität in dich hereinfließen. In deiner Umarmung lösen sich die Anteile in reines Licht, reine Liebe und reine Kreativität auf und fließen in dein Herz hinein. Genieße und lasse zu, dass jetzt diese wundervolle Heilung geschieht. Sobald du alle Anteile zurück in dein Herz genommen hast, sprich folgende Worte: »Mein göttliches Höheres Selbst, führe mich zurück in meine Mitte, dorthin, wo mein kreatives Potenzial lebt. Löse alle destruktiven Glaubenssätze über meine Kreativität in mir auf. Unterstütze mich dabei, allen Menschen zu vergeben, die mich auf irgendeine Art und Weise negativ beurteilt haben. Ich bitte alle um Verzeihung, die ich auf irgendeine Art und Weise negativ beurteilt habe. Ich erkenne an, dass ich ein schöpferisches Wesen bin.«

Jetzt kannst du dich dem Baumhaus zuwenden. Gehe Sprosse für Sprosse die Leiter hinauf, und sei dir gewiss, dass jede Stufe dich mehr in dein kreatives Bewusstsein trägt. Oben angekommen, wirst du von einem deiner Anteile empfangen, der vollkommen strahlt und noch ganz in seinem kreativen Bewusstsein lebt. Lasse dir von diesem Anteil zeigen, welche Kunst in dir lebt und sich durch dich in dieser Welt ausdrücken möchte. Verbringe mit deinem vitalen und glücklichen Inneren Kind so viel Zeit, wie du brauchst. Umarme es, und stelle dir vor, dass es in dir neu erblüht. Wenn du so weit bist, steige die Leiter in dem Wissen wieder hinunter, dass jede Sprosse dich weiter in dein Wachbewusstsein führt. Unten angekommen, nimmst du noch einmal deine wundervolle Wiese wahr und genießt die zauberhaften Blumen, deren liebende Energie dich nach wie vor einhüllt und erfüllt. Danke Erzengel Kamael für sein Wirken. Gehe ein paar Schritte über die Wiese, ganz in dem Bewusstsein, dass dich jeder Schritt weiter zurück ins Hier und Jetzt bringt. Atme ein paarmal tief ein und aus, und danke deinem Höheren Selbst. Du kannst jederzeit an diesen Ort zurückkehren, der immer in Liebe auf dich wartet, um dich darin zu unterstützen, dein kreatives Potenzial zu leben.

Mit Erzengel KAMAEL *Lebensfreude* erlangen

Lebensfreude ist eine segensreiche Kraft, die uns durch unser Leben tragen kann und es bereichert. Erzengel Kamael ist der Hüter des Sakralchakras, in dem unsere Lebensfreude und unsere Vitalität sitzen. Sein orangefarbener Strahl unterstützt dich heute, deine dir innewohnende Lebensfreude neu zu entdecken und zu erwecken. Dein Schöpfer und deine Schöpferin aus den hohen Dimensionen wollen, dass du glücklich bist. Als Kind sind wir voll von dieser wunderbaren Energie, wir entdecken die Welt mit offenem Herzen. Wir können uns sowohl über eine Wolke, die zu einem Tier geformt ist, als auch über ein Kaninchen, das über die Wiese hoppelt, unbändig freuen. Wie lange wir uns als Kind diese Gabe erhalten, liegt vor allem an unserer Umwelt und daran, wie unsere Bezugspersonen mit uns und unserer Lebensfreude umgehen. Auch Schicksalsschläge können diese Freude in uns hemmen. Spätestens, wenn wir beurteilt werden und aus dem natürlichen Gefühl, bedingungslos geliebt zu werden, herausfallen, wird auch die Lebensfreude zum Teil blockiert. Bei den meisten Menschen verringert sich die Lebensfreude im Alter. Das muss aber nicht so sein. Wir können unser Inneres Kind, das negative Erfahrungen gemacht hat und einen Teil unseres Unterbewusstseins ausmacht, heilsam berühren und dadurch befreien. Auch wenn es sich für dich vielleicht nicht so anfühlt: Deine Lebensfreude schlummert weiterhin in dir.

In der Heilreise dieses Kapitels kannst du deine kindlichen Anteile mithilfe von Erzengel Kamael in ihre Lebensfreude zurückbringen.

Viele Menschen verbieten sich, in der Gegenwart von Menschen, denen es nicht gut geht, selbst glücklich zu sein. Auch angesichts der Negativität und des Leidens an anderen Orten der Welt scheint es ihnen verwerflich, das eigene Dasein zu genießen. Doch wir bewirken damit eine ganz kleine Anhebung des Energielevels aller Menschen, und je mehr Menschen ihre Lebensfreude entwickeln, desto weniger Negativität kann es auf der Welt noch geben.

Ich selbst habe es erlebt, als ich in großer Trauer war. Die Briefe und Nachrichten, die mich in großem Mitgefühl und mit ermutigenden Worten erreichten, haben mich gestärkt. Die Briefe hingegen, in denen stand, wie schrecklich es mir gehen müsse und ob ich überhaupt noch Hoffnung habe, haben mich geschwächt. Auch in meiner Trauer hatte ich Momente der Lebensfreude. Ich habe geweint, wenn ich weinen musste, und ich habe gelacht, wenn ich mich freute. Alles darf nebeneinander existieren. Erzengel Kamael kommt heute in dein Leben und sagt: »Du darfst glücklich sein, auch wenn andere traurig sind. Du segnest mit deiner Lebensfreude diese Welt und hebst die Energie des gesamten Bewusstseins an.«

Was macht dich glücklich? Was hat dich als Kind glücklich gemacht? Kannst du dich noch erfreuen über einen schönen Sternenhimmel, über einen Schmetterling? Nimmst du noch wahr, was es für eine Freude ist, mit Menschen Zeit zu verbringen, die dein Herz zum Strahlen bringen?

In der Engel-Energiebehandlung leitet dich Erzengel Kamael an, die Tür zu deiner Lebensfreude wieder zu öffnen. Er wandelt alte, dich belastende Blockaden um und lässt dich verstehen, dass du auf die Erde gekommen bist, um glücklich zu sein.

Gebet

Lieber Erzengel Kamael,
erwecke meine Lebensfreude in deinem Licht.
Löse alte, blockierende Energien in mir auf,
und unterstütze mich,
neu zu erkennen, was mich glücklich macht
und mich stärkt.
Ich danke dir dafür.

Engel-Energiebehandlung

Suche dir einen Ort, an dem du ungestört bist und dich geborgen fühlst. Es sollte ein Platz sein, an den du ganz entspannt liegen oder sitzen kannst. Meditative Hintergrundmusik kann dich unterstützen, die liebende Energie von Erzengel Kamael zu empfangen. Zünde eine Kerze mit der Intention an, Erzengel Kamael jetzt zu dir einzuladen.
Sprich folgende Worte laut oder leise: »Mein göttliches Höheres Selbst, öffne mein Kronenchakra, mein Herzchakra, mein Basischakra und meine Hand- und Fußchakras jetzt so weit, wie es gut für mich ist. Aus der Tiefe meiner Seele beschließe ich, keinerlei Fremdenergien zuzulassen. Ich bitte jetzt Erzengel Kamael, sein gnadenvolles Licht in der Intensität durch mich fließen zu lassen, wie es gerade gut für mich ist.«
Das liebende, orangefarbene Licht von Erzengel Kamael fließt jetzt in dein Sakralchakra. Wärme und Vitalität breiten sich in deinem ganzen Unterbauch aus. Genieße dieses Licht, und fühle, wie gut es dir tut. Es fließt weiter in deinen Rumpf. Dein Brustraum und dein gesamter Oberkörper werden von einer wohligen Wärme und kraftspendenden Vitalität erfüllt. Vielleicht steigt Freude in dir auf. Das dich segnende Licht fließt weiter in deinen Hals und deinen Kopf hinein. Belebende, frische und liebende Wärme lässt dich zunehmend entspannen. Über deine Schulterblätter strömt diese Energie als wohltuender Fluss in deine Arme und Hände. Genieße die belebende und zugleich sanfte Kraft, die dich erfüllt.
Sprich folgende Worte: »Mein göttliches Höheres Selbst, leite und führe mich. Ich bitte dich, Erzengel Kamael, wandle Blockaden und disharmonische Energien, die mich an meiner Lebensfreude und meinem Glück hindern, mit deiner gnadenvollen Kraft in positive Energie um. Ich bin bereit, Altes loszulassen und deine Kraft und Unterstützung zuzulassen. Mit deiner Hilfe öffne ich heute die Türen zu meiner Lebensfreude und zu meinem Glück. Ich danke dir, Erzengel Kamael, für dein Wirken in mir.«
Lege nun deine Handflächen auf dein Herz, und lasse das Licht von Erzengel Kamael in jenes hineinfließen. Atme ein paarmal tief ein und aus, und komme in deinem Herzen an.

Du befindest dich jetzt in deinem Herzen. Stelle dir im Geiste vor, du stehst vor einer Tür, auf der »Lebensfreude« steht. Verbinde dich mit Erzengel Kamael, indem du ihn bittest, jetzt bei dir zu sein.
Du fühlst seine starke Präsenz. Nimm wahr, wie intensiv sein Licht durch dich hindurchströmt. Nimm nun im Geiste den Türgriff in die Hand, und lasse das Licht von Kamael aus deinen Handflächen in diese Tür fließen. Sie ist ganz leicht zu öffnen. Hinter ihr verbirgt sich noch eine weitere Tür. Tritt zur Seite, und lasse Erzengel Kamael alle Türen öffnen, die dich von deiner Lebensfreude trennen. Auf einmal öffnen sich unzählige Türen, und du kannst in einem der Räume strahlendes Licht sehen. Es zieht dich magisch an. Gehe in diesen lichtdurchfluteten Raum, in dem deine Lebensfreude sprudelt. Du siehst, dass Erzengel Kamael auf dich wartet. Bitte ihn: »Lieber Erzengel Kamael, verwandle jetzt alle blockierenden und belastenden Energien in mir in reines Licht.«
Das Licht von Kamael erfüllt dich ganz. Nimm wahr, wie sich graue, dich belastende Energien zu Licht wandeln. Spüre, wie dein Herz immer freier wird. Du fühlst dich leicht und beschwingt. Lade dich nun mit deiner Lebensfreude auf, die hier in diesem Raum vollkommen präsent ist. Vielleicht bekommst du Bilder oder ein Gefühl dafür, wie du diese Lebensfreude in deinem Alltag aktivieren und leben kannst. Genieße eine Weile diesen Zustand.
Wenn du so weit bist und in dir die Lebensfreude spürbar geworden ist, atme ein paarmal tief ein und aus. Spüre die Unterlage, auf der du sitzt oder liegst, und komme zurück ins Hier und Jetzt.
Danke Erzengel Kamael für sein Wirken. Sprich folgende Worte laut oder leise: »Mein göttliches Höheres Selbst, schließe alle meine Chakras jetzt so weit, wie es gut für mich ist, und lasse so viel Energie in mir, wie ich brauche.« Schenke Mutter Erde alle überschüssige Energie, die in dir ist, indem du deine Handflächen auf die Erde legst.

Meditative Heilreise

Erschaffe dir einen Platz, an dem du ungestört bist. Lasse im Hintergrund meditative Musik laufen, die dich während deiner Heilreise begleitet. Zünde eine Kerze in der Intention an, dass du jetzt Erzengel Kamael zu dir einlädst.

Lege oder setze dich so bequem wie möglich hin, und atme ein paarmal tief ein und aus. Spüre, wie du ganz bei dir ankommst. Nimm noch ein paar tiefe Atemzüge, und während du ausatmest, kommst du auf einer wunderschönen Wiese an. Sie ist übersät mit wundervollen Blumen, die einen betörenden Duft ausströmen. Dieser umhüllt dich, und ein tiefes Gefühl des Vertrauens greift in dir Raum.

Vielleicht kommt dir dieser Ort auch bekannt vor: Er ist Teil deiner Seelenlandschaft. Die Schönheit, die du hier im Außen siehst, ist auch in dir. Fühle in deine Mitte hinein, in deinen Solarplexus. Hier leuchtet ein goldenes Licht des Urvertrauens – die Essenz deines Höheren Selbst. Nimm wahr, wie dieses Urvertrauen sich ausbreitet und deinen Körper ausfüllt. In jeder Zelle deines Körpers schwingt jetzt die Energie des Urvertrauens. Durch deine Poren strömt es hinaus in dein Energiefeld und lässt dich zunehmend entspannen. Dein innerer Frieden wird gestärkt – alles ist gut so, wie es ist.

Du siehst jetzt in nicht allzu weiter Ferne einen Berg, der dich magisch anzieht. Gehe auf diesen Berg in dem Wissen zu, dass jeder Schritt dich tiefer in dein spirituelles Bewusstsein trägt. An dem Massiv angekommen, siehst du einen Tunnel, der hindurchführt. Stelle dich vor die Öffnung, und sprich folgendes Gebet:

»Lieber Erzengel Kamael, komme mit deiner heilsamen Gnade in mein Leben, und unterstütze mich auf meiner Reise zu meiner Lebensfreude. Lasse deine Wunder vollbringende Gnade in mein Leben strömen, und wirke in mir und mit mir. Ich bin bereit, Anteile aus meiner Kindheit von blockierenden Energien zu befreien und das Licht der liebenden, heilsamen Gnade wirken zu lassen.« Jetzt manifestiert sich eine orangefarbene Lichtsäule vor der Öffnung des Berges: Es ist das Licht von Kamael. Stelle dich hinein. Vielleicht siehst du auch die Gestalt des Erzengels. Auf spiritueller Ebene steht jetzt fest, dass Erzengel Kamael bei dir ist. Lasse dich von seinem Licht einmal vollkommen erfüllen. Spüre, wie seine Kraft dich stärkt und unterstützt und sich Freude in dir ausbreitet.

Sein Licht erhellt den Gang durch den Berg. Kamael wird dich jetzt durch diesen Tunnel begleiten. Gehe Schritt für Schritt hinein, und wisse, dass jeder Schritt dich auf eine tiefere Bewusstseinsebene trägt. Das Licht von Kamael schenkt dir Sicherheit. Du siehst, dass es am anderen Ende des Tunnels hell wird. Sobald du dort angekommen bist, bemerkst du einen Wasserfall über der

Öffnung, dessen Wasser in allen Regenbogenfarben schillert. Um auf die lichtvolle Wiese zu gelangen, die du dahinter erblickst, musst du durch das Wasser hindurchlaufen. Mache einen Schritt, und stelle dich unter den Wasserfall. Lasse dich von seiner reinigenden Kraft vollkommen erfüllen. Nimm wahr, wie das Wasser dich von Ängsten und negativen Energien befreit. Du fühlst dich immer leichter und freier.

Mache einen weiteren Schritt, und gehe durch den Wasserfall hindurch. Du befindest dich jetzt auf einer strahlenden Wiese. Erzengel Kamael ist an deiner Seite, er hüllt dich mit seiner liebenden Gestalt und Energie ein und stärkt dich. Du erkennst auf dieser bezaubernden Wiese Kinder, die im Gras sitzen und Engel an ihrer Seite haben. Während du auf eines der Kinder zuläufst, erkennst: du: Das bist du selbst. Dieses Kind ist traurig und kann seine Engel nicht sehen. Es hat etwas erlebt, was seine Lebensfreude blockiert. Sprich mit diesem Anteil von dir, und sage ihm, dass er geliebt und genau so richtig ist, wie er ist. Zeige ihm seine Engel, die ihn schon immer begleiten und unendlich lieben. Setze dich zu diesem Kind, und sprich folgendes Gebet: »Lieber Erzengel Kamael, wandle jegliche negative Energien in diesem Kind in Licht, Liebe und Lebensfreude.«

Der kindliche Anteil von dir wird von dem orangefarbenen Strahl von Erzengel Kamael erfüllt, und jegliche disharmonischen Energien lösen sich in seiner Liebe auf und wandeln sich zu Lebensfreude. Wenn dieses Kind von Glück erfüllt ist, nimm es in deine Arme, und lasse es in Form von Licht in dein Herz fließen.

Laufe über die Wiese zu all deinen kindlichen Anteilen, die sich dir heute zeigen. Es kann gut sein, dass du dich an die Gründe erinnerst, weshalb sie sich hierher zurückgezogen haben. Das ist allerdings nicht wichtig. Setze dich zu jedem Anteil, und wiederhole die Heilung und das Gebet mit Kamael, bis sich alle Anteile in Lebensfreude gewandelt und du sie zurück in dein Herz integriert hast. Erzengel Kamael wird dich dann zurückbegleiten. Gehe durch den Wasserfall, und lasse dich erneut mit seiner Kraft auffüllen und reinigen. Laufe in dem Wissen durch den Tunnel, dass jeder Schritt dich weiter zurück in dein Wachbewusstsein führt. Am Ende des Gangs trittst du wieder auf deine Blumenwiese. Danke Kamael für seine heilsame Begleitung. Nimm wahr, wie viel deiner Lebensfreude bereits zurückgekehrt ist. Atme ein paarmal tief ein und aus. Du befindest dich wieder im Hier und Jetzt.

Erzengel Metatron

Erzengel Metatron erscheint häufig in goldenem Licht. Er ist der Hüter des Solarplexuschakras.

Mit Erzengel METATRON das *Urvertrauen* stärken

Ein starkes Urvertrauen zu besitzen, ist ein Segen. Das Vertrauen in den Himmel mit seinen gnadenvollen Wesen kann dein Leben auf einen Pfad des Friedens und der Liebe führen. Wir alle sind beschützt und behütet. Wenn wir darauf vertrauen, dass Liebe die stärkste Kraft ist, dann wissen wir, dass am Ende alles gut sein wird, egal, was passiert.

Vielleicht stellst du dir jetzt die Frage, wie am Ende alles gut sein kann, wenn Menschen ihren Körper verlassen. Auch dann ist es gut, denn sie werden in die liebenden Arme des Himmels getragen. Ich musste auch schon einen sehr geliebten Menschen loslassen. Meinem Gefühl nach war es zu früh dafür, und doch weiß ich, es war seine Zeit. Das Urvertrauen, das ich mir mit den Lichtwesen über Jahre hinweg wiedererarbeitet habe, hat mir in dieser schweren Zeit und anderen herausfordernden Phasen Kraft geschenkt. Zu wissen, dass die göttliche Macht ihre schützende Hand über uns hält, zu wissen, dass die Liebe die stärkste Kraft ist, und zu wissen, dass unsere Seele in einem ständigen Austausch mit höheren Dimensionen steht, schenkt mir Vertrauen. Auch wenn wir dies nicht sehen und manchmal auch nicht fühlen können, sollten wir unser Bewusstsein auf das Licht der Engel richten. So wird ein Fundament des Urvertrauens geschaffen. Erzengel Metatron ist der Hüter unseres Solarplexuschakras, in dem die Kraft des Urvertrauens sitzt. Das Licht des Urvertrauens ist in uns allen vorhanden. Es ist nur überlagert von Zweifeln, Verunsicherung und dem Gefühl der Minderwertigkeit. Im

Solarplexus setzen sich auch Schocks und Traumata fest, die wir nicht verarbeitet haben.

Wenn du mit dem gnadenvollen Strom von Erzengel Metatron die Kraft des Urvertrauens in dir erweckst und befreist, wachsen Sicherheit und Zuversicht in dir. Und wenn du in deinem Leben Aufgaben begegnest, für die du keine Lösung siehst, die dich in eine positive Richtung führt, kannst du den Himmel um Hilfe bitten, dir Wege aufzuweisen. Um diese Wege dann zu sehen, ist es wichtig, dass du dich für ganz neue Möglichkeiten öffnest und auch subtilen Hinweisen folgst. Es gab und gibt Zeiten in meinem Leben, in denen ich den nächsten Schritt nicht sehen konnte oder nicht sehen kann. Ich lege mein Leben dann immer wieder in die Hände Gottes und der Göttin, und auch wenn die Zeichen manchmal spät kommen, sie kommen. Wir müssen nicht wissen, wie etwas zu unserem Wohle geschehen kann, wir sollten einfach nur vertrauen, dass es zum Wohle unsere Seele geschieht.

Erzengel Metatron wird mit seinem Licht heute dein Solarplexuschakra befreien und dein Urvertrauen stärken, wenn du das möchtest. Der Himmel hat weitaus mehr Möglichkeiten, Liebe in unser Leben zu bringen, als wir erahnen können. Mit der Selbstbehandlung dieses Kapitels sowie der Heilreise kannst du wieder in dein Urvertrauen kommen. Du wirst es fühlen, es wird dich stärken und begleiten.

Lasse heute zu, dass der Himmel mit seinem goldenen Strahl des Urvertrauens von Erzengel Metatron dir auf allen Ebenen deines Seins seine volle Unterstützung und seine Kraft des Urvertrauens schenkt.

Gebet

Lieber Erzengel Metatron,
durchströme mich mit deinem gnadenvollen goldenen Strahl,
befreie mich, und lasse Urvertrauen in mir wohnen.
Ich danke dir.

Engel-Energiebehandlung

Begib dich an einen Platz, an dem du ungestört bist, und wenn es für dich hilfreich ist, lasse meditative Musik im Hintergrund laufen. Zünde eine Kerze in der Intention an, Erzengel Metatron zu dir einzuladen.

Lege dich so hin, dass du dich wohlfühlst, und sprich folgende Worte laut:

»Mein göttliches Höheres Selbst, ich bitte dich um vollkommene Führung. Ich bitte dich, öffne mein Kronenchakra, mein Herzchakra, mein Basischakra, meine Hand- und Fußchakras jetzt so weit, wie es gut für mich ist. Aus der Tiefe meiner Seele beschließe ich, keinerlei Fremdenergien anzunehmen. Ich bitte Erzengel Metatron, lasse dein goldenes Licht in der Intensität durch mich fließen, wie es gerade gut für mich ist.«

Das goldene, nährende Licht von Erzengel Metatron strömt jetzt über dein Solarplexuschakra in dich herein. Dein Solarplexus füllt sich mit Wärme, Liebe und Licht. Spüre, wie du dich immer mehr entspannst. Dieser goldene, lichte Balsam erfüllt jetzt deine ganze Körpermitte. Lasse ihn in jede Zelle deines gesamten Rumpfes fließen. Jede Zelle beginnt, zu leuchten und im Urvertrauen zu baden. Das Licht breitet sich weiter aus in deinen Hals, in deinen Kopf. Du fühlst, wie deine Gedanken zur Ruhe kommen und alle Zellen sich entspannen. Es ist eine Wohltat. Das Licht fließt weiter über deine Schultern, deine Schulterblätter, deine Oberarme und Unterarme bis in die Hände hinein. Nimm den ganzen oberen Bereich deines Körpers in diesem Licht des Urvertrauens wahr. Und spüre, wie Anspannung und Verspannungen sich auflösen und sich immer mehr Frieden in dir ausbreitet.

Nun fließt das Licht aus deinem Rumpf in deine Beckenschaufel, deine Oberschenkel, in die Knie, die Waden und in die Füße hinein. Lasse es auch in diesem Bereich deines Körpers durch jede Zelle fließen. Dieser heilsame Balsam bringt jede Zelle in Harmonie und zum Leuchten. Spüre und genieße jetzt das Licht von Erzengel Metatron in deinem ganzen Körper. Es strömt über deine Poren hinaus in dein Energiefeld und erfüllt deine gesamte Aura mit Urvertrauen. Bade eine Weile in dieser sanften und doch kraftvollen, dich liebenden Engelenergie.

Lege nun deine Hände auf den Solarplexus. Aus deinen Handflächen fließt das goldene Licht des Urvertrauens und nährt diesen von außen.

Nun sprich folgende Worte laut: »Lieber Erzengel Metatron, reinige, heile und befreie, aktiviere, zentriere und schütze mein Solarplexuschakra. Ich bin bereit, Schocks und Traumata, alte Verletzungen und jegliche Disharmonie loszulassen und deinen gnadenvollen Strom des Urvertrauens zuzulassen.«
Das Licht von Erzengel Metatron wirkt jetzt in seiner ganzen Gnade. Nimm dir Zeit, damit Erzengel Metatron dich in der Intensität unterstützen und heilsam berühren kann, wie es jetzt gut für dich ist.
Nun sprich folgende Worte laut: »Mein göttliches Höheres Selbst, schließe meine Chakras so weit, wie es gut für mich ist, und lasse so viel Energie in mir, wie ich gerade brauche. Ich danke Erzengel Metatron für sein Wirken.«
Lege jetzt deine Handflächen auf den Fußboden, und lasse alle überschüssige Energie in Mutter Erde fließen. Genieße den Tag.

Meditative Heilreise

Begib dich in einen Raum, in dem du ungestört bist und dich wohlfühlst. Leise meditative Musik kann dich bei dieser Reise begleiten. Zünde eine Kerze mit der Intention an, jetzt Erzengel Metatron zu dir einzuladen. Atme ein paarmal tief ein und aus, und komme ganz bei dir an.

Du befindest dich auf einer wundervollen Wiese, die von goldenen Blüten übersät ist. Du saugst den wohlriechenden Duft dieser Blüten tief in deine Lunge ein. Unter deinen Füßen spürst du Mutter Erde, und die Sonne wärmt deine Schultern. Du fühlst dich geborgen und sicher an diesem Ort.

Schreite über die Wiese, und genieße die liebende Energie, die dich immer mehr erfüllt. In nicht so weiter Ferne siehst du einen kleinen Hügel. Dieser zieht dich magisch an. Jeder Schritt, den du auf ihn zugehst, lässt dich leichter werden. Du fühlst dich getragen. Du kommst nun an diesem Hügel an und siehst, dass er ebenfalls von goldenen Blüten übersät ist. Wie ein Lichternebel umschmiegt dich das goldene Licht. Es erlaubt dir, dich zu entspannen und noch leichter zu werden.

Oben auf dem Hügel steht ein goldener Tempel, umgeben von irisierendem Glanz. Die strahlende Sonne bringt diesen Tempel zum Leuchten. Gehe jetzt

Schritt für Schritt den wunderbaren Hügel hinauf. Es ist, als würdest du ihn hinaufschweben. Jeder Schritt fällt dir so leicht, als würdest du von Zauberhand getragen.

Nun bist du vor dem Tempel angekommen. Drei Stufen führen in ihn hinein. Gehe jetzt Stufe für Stufe hinauf in dem Wissen, dass du dabei dein spirituelles Bewusstsein erweiterst.

Auf der letzten Stufe angekommen, schaust du in einen goldenen, wärmenden, von Urvertrauen aufgeladenen Raum. In der Mitte dieses Raumes befindet sich ein goldener Thron, der nur für dich an diesem Ort bereitsteht. Setze dich hinein. Er trägt und hält dich voller Geborgenheit.

Sprich folgende Worte laut aus: »Lieber Erzengel Metatron, durchströme mich mit deinem goldenen Licht, löse Blockaden, Schocks und Traumata auf. Fülle mich auf mit Urvertrauen, erwecke in mir Urvertrauen, stärke in mir Urvertrauen.«

Der Strom der lichten, goldenen Liebe von Metatron beginnt, dich einzuhüllen und zu umarmen, und fließt in deinen Solarplexus hinein. Lasse sein Wirken zu. Vielleicht steigen in dir jetzt Erinnerungen auf, Situationen, in denen du dein Urvertrauen verloren hast. Erfülle in deinen Gedanken jeden einzelnen Beteiligen dieser Situationen mit dem goldenen Licht von Metatron. Lasse Urvertrauen in deine Vergangenheit fließen, in deine Gegenwart und in deine Zukunft. Stelle dir dein Leben dabei als einen goldenen Fluss vor. Lasse das Licht von Erzengel Metatron in deinem Geiste in deinen Fluss des Lebens fließen. Metatron füllt den Fluss deines Lebens in der Vergangenheit, der Gegenwart und Zukunft mit seinem goldenen Strom des Urvertrauens auf. Sprich nun folgende Worte laut: »Mein göttliches Höheres Selbst, Erzengel Metatron, ich lasse jetzt zu, dass eure Gnade und Führung Blockaden und Disharmonien in meiner Vergangenheit, Gegenwart und Zukunft auflösen und Urvertrauen mein ganzes Leben auf allen Ebenen segnet.«

Lasse das goldene Licht so lange in deinen Fluss fließen, bis du das Gefühl hast, frei und von Urvertrauen erfüllt zu sein. Danke Erzengel Metatron und deinem Höheren Selbst für ihr Wirken. Erhebe dich von deinem Thron, und du spüre, wie das Licht Metatrons sich sanft von dir verabschiedet.

Dieser Tempel wird immer für dich da sein, zu jeder Zeit kannst du hier dein Urvertrauen stärken und Erzengel Metatron treffen. Schaue dich noch einmal darin um, und nimm den Raum ganz bewusst wahr. Begib dich dann zum Ausgang. Nimm die drei Stufen hinab in dem Wissen, dass jede Stufe dich näher an dein Wachbewusstsein führt. Gehe den Hügel hinunter zurück auf deine Wiese. Gehe in dem Bewusstsein über die Wiese, dass du mit jedem Schritt immer mehr ins Hier und Jetzt kommst.

Mit Erzengel METATRON die *göttliche Weisheit* und das allumfassende Wissen der *Akasha-Chronik* erfahren

Erzengel Metatron leitet die göttliche Weisheit auf unsere menschliche Ebene. Wir sind energetische Wesen und alle miteinander verbunden. Über den physischen Körper hinaus verlaufen Energiebahnen, die unseren Chakras entspringen, zu allen Menschen und auch in die höheren Dimensionen. Von dort leitet Metatron die göttliche Weisheit über Energiebahnen zu uns herab. Die göttliche Weisheit ist die Weisheit der bedingungslosen Liebe. Wenn wir unsere Entscheidungen und unseren Lebensweg von der Weisheit des Himmels durchdringen lassen, werden wir ein Leben voller Liebe, Frieden und Mitgefühl leben. Harsche und destruktive Energien, Energien des Egos, die andere Wesen negativ belasten, würde die Weisheit des Himmels nicht zulassen.

Wenn wir in die Dimension der Menschlichkeit kommen, werden wir unter anderem mit Neid, Eifersucht und Mangel konfrontiert, Energien, die sehr niedrig schwingen und uns ein ungutes Gefühl geben können. Die Engel an unserer Seite dürfen uns erst dann dabei unterstützen, auf dem Pfad der Liebe zu bleiben, wenn wir ihnen die Erlaubnis dazu gegeben haben, denn wir Menschen haben uns für eine freien Willen entschieden. Dieser schließt mit ein, dass wir unsere eigenen Erfahrungen machen wollen, auch wenn sie negativer Art sind. Würden wir uns immer in der liebenden Weisheit aufhalten, könnten negative Energien uns gar nicht erreichen. Wir können unsere Aufmerksamkeit ganz bewusst auf diese Quelle lichter Energie richten und unser Leben damit segnen. Diese ist ein weiser Strom, mit dem wir immer verbunden sind. Lassen wir uns von ihm durchdringen, werden wir uns immer geliebt fühlen. Und wenn ein Mensch sich geliebt fühlt, fühlt er sich sicher und wird auch Liebe in seinem Umfeld verbreiten. Das Ziel eines Menschenlebens kann sein, genau das zu erkennen.

Erzengel Metatron verbindet uns mit der Akasha-Chronik. Diese speichert alles, was jemals war und sein wird. Wenn du Zugang zur Akasha-Chronik erhältst, wird es dir möglich, deine Seelenaufgabe zu erfahren, vergangene Leben einzusehen und Fähigkeiten, die in dir schlummern, zu entdecken. Wenn wir ein Leben auf der Erde leben, müssen wir einen großen Teil unserer Energiekörper niedrig schwingen lassen, um hier überhaupt zu bestehen. Du bist viel lichter, hoch schwingender und weiser, als du dir vorstellen kannst. Wenn du dich durch die Augen des Himmels ansehen könntest, wärst du voller Selbstliebe und Selbstwert.

Gebet

Lieber Erzengel Metatron,
durchströme und verbinde mich
mit deinem goldenen Licht
der göttlichen Weisheit.
Ich öffne mich meiner inneren Weisheit,
ich öffne mich der göttlichen Weisheit.
Ich lasse zu, dass die liebende Weisheit
des Himmels mich auf allen Ebenen
segnet und erfüllt.
Ich danke dir.

Engel-Energiebehandlung

Erschaffe dir einen Platz, an dem du ganz ungestört bist und heute deine Reise durchführen kannst. Zünde eine Kerze mit der Intention an, jetzt Erzengel Metatron zu dir einzuladen. Leise, meditative Hintergrundmusik kann dich bei deiner Reise unterstützen.

Atme in dein Herz hinein, komme ganz darin an, und sprich folgende Worte laut aus: »Mein göttliches Höheres Selbst, ich bitte dich um vollkommene Führung. Ich bitte dich, öffne mein Kronenchakra, mein Herzchakra, mein Basis–chakra, meine Hand- und Fußchakras jetzt so weit, wie es gut für mich ist. Aus der Tiefe meiner Seele beschließe ich, keinerlei Fremdenergien anzunehmen. Ich bitte jetzt Erzengel Metatron, seinen goldenen Strahl in der Intensität durch mich fließen zu lassen, wie es gerade gut für mich ist.«

Das goldene Licht von Erzengel Metatron fließt über dein Kronenchakra in deinen Kopf hinein und hinterlässt in jeder Zelle liebende Weisheit. Es fließt weiter in deinen Hals, deine Schultern, Schulterblätter und deinen ganzen Brustraum und füllt jede Zelle mit dem liebenden Licht der Weisheit. Lasse es durch deinen Rumpf in deine Beine bis in die Füße hineinfließen und über die Schulterblätter in deine Oberarme und Unterarme bis in die Hände hinein. Wellen lichter, liebender Weisheit erfüllen jetzt deinen ganzen Körper.

Stelle dir vor, wie das Licht aus deinen Poren hinausströmt, dein ganzes Energiefeld und den gesamten Raum erfüllt, in dem du dich zurzeit befindest. Genieße diesen Zustand, vom weisen Licht von Erzengel Metatron erfüllt zu sein, solange du möchtest. Und dann sprich folgendes Gebet laut: »Lieber Erzengel Metatron, durchfließe mit deinen lichten Energien alle meine Energiekörper in der energetischen Verbindung zur göttlichen Weisheit.«

Denke nun an eine Situation, in der du diese weise Unterstützung und Energie gut brauchen kannst, um sie in Licht und Liebe zu wandeln. Lasse dieses Ereignis mit all seinen Beteiligten in deinen Gedanken erscheinen. Beobachte alle Menschen, die in ihnen auftauchen. Wie verhalten sie sich, erfüllt von diesem Licht? Nimm wahr, zu welchem Verhalten und welchen Schritten dich diese heilsame Kraft anleitet. Bleibe so lange in der Situation, bis du das Gefühl hast, alles ist von liebender Weisheit durchdrungen. Und dann sprich laut: »Mein

göttliches Höheres Selbst, bitte leite und führe du mich zum Wohle aller Beteiligten. Ich bin bereit, die Hilfe des Himmels zu empfangen und durch mich auf die menschliche Ebene zu bringen.«
Lasse die Situation sich in deinen Gedanken in Luft und Liebe auflösen. Jetzt danke deinem göttlichen Höheren Selbst und Erzengel Metatron für ihr Wirken in deinem Leben, indem du folgende Worte laut aussprichst: »Mein göttliches Höheres Selbst, schließe meine Chakras so weit, wie es gut für mich ist, und lasse so viel Energie in mir, wie ich gerade brauche. Ich danke dir und Erzengel Metatron für sein Wirken.«
Jetzt lege deine Handflächen auf den Fußboden, und lasse alle überschüssige Energie in Mutter Erde fließen. Genieße den Tag.

Meditative Heilreise

Bevor du diese Reise antrittst, stelle sicher, dass du ungestört bist. Erschaffe dir einen Platz, an dem du dich geborgen und entspannt fühlst. Lege oder setze dich so bequem wie möglich hin, und atme ein paarmal tief ein und aus. Komme ganz bei dir an. Schließe deine Augen, und konzentriere dich auf dein Drittes Auge, das sich zwischen deinen Augenbrauen befindet. Entspanne dich, atme tief ein und aus.

Du befindest dich auf einer wunderschönen Wiese, die übersät ist mit goldenen Blüten. Diese strahlen irisierendes, liebevolles Licht aus. In welche Richtung du auch schaust, zu allen Seiten siehst du ein Meer von goldenen Blüten. Ihr Pollen strömt aus als weißgoldenes Licht. Bitte dein Höheres Selbst um vollkommene Führung. Und spüre, wie sich eine liebevolle Person hinter dich stellt. Sie legt sanft ihre Hände auf deinen Rücken, und du spürst eine unendliche Liebe für dich. Dein Körper wird geflutet von Selbstwert und Selbstliebe.

Du erhältst den innerlichen Impuls, über deine Wiese zu gehen. Dein Höheres Selbst begleitet dich. Du entdeckst einen kleinen Hügel, auf dem ein goldener Tempel steht. Es ist der Tempel von Erzengel Metatron. Gehe auf diesen Tempel zu. Jeder Schritt, den du gehst, wird dich tiefer in dein spirituelles Bewusstsein tragen. Du entspannst dich immer mehr und kommst zunehmend bei dir an. Das Licht der Blüten umfließt dich, ihr Blütenstaub liebkost dein Energiefeld, und Glücksgefühle steigen in dir auf.

Jetzt bist du bei dem Tempel angekommen. Ein großer, wunderschöner, goldener Engel steht vor dessen Eingang. Es ist Erzengel Metatron. Er schreitet zu dir herab. Je näher er kommt, desto mehr füllt sich dein Energiefeld mit Liebe, Weisheit und Licht. Voller Zuwendung steht Erzengel Metatron dir jetzt gegenüber. Sein Licht ummantelt dich wie eine innige, warmherzige Umarmung. Er spricht zu dir: »Ich begleite und leite dich zu deiner Hüterin der Akasha-Chronik.«

Er nimmt deine Hand, und ihr beginnt, zu schweben. Ihr gleitet auf die andere Seite des Hügels und den Hügel hinab in ein Tal. Du siehst in diesem Tal ein weißgoldenes Feuer brennen. An ihm sitzt eine große, leuchtende, weibliche Gestalt, die Hüterin deiner Akasha-Chronik. Erzengel Metatron bleibt stehen und lässt dich ab hier allein weitergehen.

Sprich folgende Worte: »Lieber Erzengel Metatron, verbinde mich mit der liebenden Weisheit der göttlichen Quelle und der Akasha-Chronik. Ich bin bereit, die Weisheiten des Himmels zu empfangen und in meiner Akasha-Chronik zu lesen.«

Erzengel Metatron legt seine energetische Hand liebevoll auf deinen Kopf. Du fühlst sein durchdringendes, goldenes Licht in jede Zelle deines Körpers und in jeden Funken deines Energiekörpers fließen. Die Energiebahnen zur Geistigen Welt werden gereinigt und öffnen sich. Genieße die Reinigung. Nach einer Weile spürst du, dass die Reinigung abgeschlossen ist und eine Verbindung stattgefunden hat. Gehe nun achtsam, Schritt für Schritt auf das Feuer zu, und nimm neben der großen, lichten Gestalt Platz. Das Wesen wendet sich dir in Liebe zu und sagt zu dir: »Ich kann dir heute alle Antworten geben, die zum höchsten Wohle deiner Seele sind.«

Nimm dir alle Zeit, die du brauchst, um deiner Hüterin der Akasha-Chronik deine Fragen zu stellen. Die Informationen aus deiner Akasha-Chronik können in Form von Bildern vor deinem geistigen Auge erscheinen. Es kann aber auch sein, dass du Worte hörst oder Gefühle wahrnimmst. Nimm das an, was kommt. Wenn du genug gesehen, gehört oder gefühlt hast, danke diesem zauberhaften Wesen. Du kannst jederzeit an diesen Platz zurückkehren.

Gehe aus dem Tal hinauf, und lasse dich von Erzengel Metatron empfangen. Er nimmt dich an seine lichte Hand, und ihr beide beginnt wieder, zu schweben. Ihr gleitet zurück zu Metatrons Tempel. Leichtigkeit, liebevolle Weisheit und Licht erfüllen dich. Danke dem Erzengel für seine Begleitung und sein Wirken. Gehe den Hügel wieder hinab zu deiner Wiese, und bemerke, dass jeder Schritt, den du gehst, dich mehr in dein Wachbewusstsein führt. Du stehst jetzt wieder auf deiner goldenen Wiese, auf der deine Reise begonnen hat. Atme ein paarmal tief ein und aus, und komme zurück ins Hier und Jetzt.

Mit der Geistigen Welt zu kommunizieren, ist Übungssache. Wiederhole diese Reise, sooft du möchtest. Sie wird mit jedem Mal leichter und intensiver werden.

Mit Erzengel METATRON die Verbindung zu unserem *Höheren Selbst* und zur *göttlichen Quelle* herstellen

Es gibt einen Anteil von uns, der immer mit der göttlichen Quelle verbunden ist. Wir nennen ihn das göttliche Höhere Selbst. In vollkommen entspannten und glücklichen Zuständen und während der Meditation nehmen wir ihn besonders gut wahr. Dieser Anteil weiß, dass wir unschuldige, heilige Kinder Gottes sind. Und daran kann nichts etwas ändern. Auch wenn wir große Fehler machen oder andere Menschen verletzen, werden unser Schöpfer, unsere Schöpferin weiterhin liebevoll auf uns blicken.

Das Leben ist eine Reise des Wachstums, und alles ist mit allem verbunden. Jeden Menschen, den du in deinem Leben triffst, wolltest du beziehungsweise wollte deine Seele treffen. Ob wir positive oder negative Erfahrungen machen, unsere Seele ist bestrebt, zu lernen und zu wachsen. Dein Höheres Selbst ist der Anteil, der weiß, dass alle Erfahrungen einen größeren Sinn haben. Erzengel Metatron will dich stärker mit diesem Anteil verbinden, damit du diesen besser wahrnehmen kannst. Sind wir mit unserem Höheren Selbst vereint, dann werden unsere Entscheidungen, unsere Gedanken und Gefühle vom göttlichen Licht durchtränkt. Und wir handeln und entscheiden aus der Liebe heraus zum Wohle aller Beteiligten. Wäre die gesamte Menschheit mit ihrem Höheren Selbst verbunden, wäre auf der ganzen Welt Frieden, und alle Menschen hätten genug Nahrung. Und auch, wenn es gerade nicht so aussieht auf diesem Planeten, ist die Menschheit genau auf diesem Weg. Erzengel Metatron reinigt unsere Energiekanäle zu den Lichtwesen und zu unserem göttlichen Team.

Jeder von uns hat ein göttliches Team an seiner Seite, das ihn unterstützen will, ein liebevolles, friedvolles Leben zu leben. Die meisten Menschen wissen nichts von der feinstofflichen Unterstützung an ihrer Seite. Viele von uns haben gelernt, dass es keine Hilfe gibt und schon gar nicht aus geistigen Reichen. Unser Schöpfer, unsere Schöpferin hat uns allerdings viele Helfer zur Seite gestellt, damit wir in diesem Leben zurück in die Liebe und in die Verbindung mit unserer Göttlichkeit gehen können. Da wir Menschen den freien Willen gewählt haben, darf dieses sehr hilfreiche Team an unserer Seite uns nur dann unterstützen, wenn wir ihm die Erlaubnis dazu gegeben haben. Lasse die Hilfe der Engel zu, und sei dir gewiss, du bist geliebt.

In der Energiebehandlung dieses Kapitels verstärkt Erzengel Metatron deine Verbindung mit deinem Höheren Selbst und mit allen lichten Wesen. In der meditativen Heilreise kannst du mit der Unterstützung Metatrons Blockaden, die dich daran hindern, himmlische Hilfe anzunehmen und die Weisheit deines Höheren Selbst zu empfangen, auflösen.

Gebet

Lieber Erzengel Metatron,
lasse dein goldenes Licht durch mich strömen, verbinde mich
mit meinem Höheren Selbst und der göttlichen Quelle.
Ich danke dir.

Engel-Energiebehandlung

Begib dich an einen Ort, an dem du ungestört und geschützt bist und dich besonders wohlfühlst. Gestalte den Platz so, dass du bequem sitzen oder liegen kannst. Zünde eine Kerze mit der Intention an, jetzt Erzengel Metatron zu dir einzuladen. Meditative Musik öffnet unseren Geist – lasse sie während deiner Selbstbehandlung im Hintergrund laufen.
Sprich nun folgende Worte laut aus: »Mein göttliches Höheres Selbst, ich bitte dich um vollkommene Führung. Ich bitte dich, öffne mein Kronenchakra, mein Herzchakra, mein Basischakra, meine Hand- und Fußchakras jetzt so weit, wie es gut für mich ist. Aus der Tiefe meiner Seele beschließe ich, keinerlei Fremdenergien anzunehmen. Ich bitte Erzengel Metatron, seinen goldenen Strahl in der Intensität durch mich fließen zu lassen, wie es jetzt gut für mich ist. Lieber Erzengel Metatron, reinige, heile und befreie, aktiviere, zentriere und schütze mein Kronenchakra.«
Das goldene Licht von Erzengel Metatron fließt jetzt über dein Kronenchakra in dich herein. Es erfüllt deinen ganzen Kopf. Du spürst, wie diese Wellen des Lichtes deine Gedanken und deinen ganzen Kopf zur Ruhe bringen. Jede Zelle leuchtet in dem Licht Metatrons auf und wird von goldener, sanfter Energie erfüllt. Diese fließt in deinen Hals hinein, und jede Zelle beginnt, zu leuchten. Durch den Hals fließt sie in deine Schultern und Schulterblätter. Lasse diesen Strom von goldenem, heilsamem Licht jetzt in jede Zelle deines Rumpfes fließen. Du spürst immer mehr, wie dein ganzer Körper und auch dein gesamtes Energiesystem sich entspannen. Du kannst dir vorstellen, dass das Licht in alle deine Nervenbahnen hineinfließt und jegliches Grau und jegliche Blockaden sich darin auflösen. Lasse es in deine Arme fließen bis in die Hände hinein. Lasse es auch in deine Beine fließen bis zu deinen Füßen. Der goldene, liebende Fluss erfüllt jetzt jede Zelle deines Körpers. Metatrons Licht strömt durch deine Poren hinaus in dein Energiefeld. Auch deine Aura beginnt, zu leuchten. Bade eine Weile in diesen gnadenvollen, lichten Energien, und genieße es.
Das goldene Licht des Erzengels fließt nun auch aus deinen Handflächen hinaus. Lege deine Hände auf deinen Kopf. Nimm wahr, dass das Licht, das aus deinen Händen strömt, deinen Kopf und dein Kronenchakra vollkommen

erfüllt. Erzengel Metatron lässt sein Licht jetzt in alle deine Energiebahnen strömen, die aus deinem Kronenchakra in himmlische Reiche führen. Sein Licht löst Blockaden auf, und die Energie deiner Lichtwesen kann frei zu dir fließen. Verweile einen Augenblick lang in diesem Strom des Lichtes, bis du das Gefühl hast, intensiver verbunden zu sein.

Danke Erzengel Metatron, und sprich folgende Worte: »Mein göttliches Höheres Selbst, bitte lenke und führe mich. Ab heute bin ich bereit, dich wahrzunehmen, deine lichten Botschaften zu empfangen und mich mit dir zu verbinden.«

Stelle dir vor, wie eine goldene, liebende Person sich in dein Energiefeld stellt. Liebe, Unterstützung, ein Gefühl des Glücks und des Friedens steigen in dir auf. Gib deinem Höheren Selbst einen Platz in deinem Herzen, an dem du zu jeder Zeit Kontakt mit ihm aufnehmen kannst. Verweile so lange in diesem Zustand, bis du das Gefühl hast, in einem guten Kontakt mit deinem Höheren Selbst zu sein.

Danke deinem Höheren Selbst, und sprich laut: »Mein göttliches Höheres Selbst, schließe alle meine Chakras jetzt so weit, wie es gut für mich ist, und lasse so viel Energie in mir, wie ich brauche.«

Lege deine Hände auf den Fußboden, und lasse alle überschüssige Energie in Mutter Erde fließen. Danke Erzengel Metatron, und wisse, du wirst immer begleitet.

Meditative Heilreise

Erschaffe dir einen Raum, in dem du ungestört bist und an dem du heute deine Heilreise durchführen kannst. Lasse sanfte Musik im Hintergrund laufen, und zünde eine Kerze mit der Intention an, jetzt Erzengel Metatron zu dir einzuladen.

Lege oder setze dich so bequem wie möglich hin. Atme ein paarmal tief ein und aus.

Du befindest dich auf einer wunderschönen Wiese. Die Sonne scheint, Mutter Erde trägt dich, und Vater Sonne wärmt dich. Diese Wiese ist vollkommen übersät mit goldenen Blumen, und jede einzelne Blume strahlt Licht aus. Du befindest dich auf einer höheren spirituellen Bewusstseinsebene.

Bitte jetzt dein Höheres Selbst um vollkommene Führung. Aus nicht allzu weiter Ferne schreitet ein goldenes, liebendes, strahlendes Wesen auf dich zu. Es ist dir ähnlich und besteht aus vollkommener Liebe. Je näher dir dieses Wesen kommt, desto vertrauter fühlt es sich an. Von ihm gehen Geborgenheit und Liebe aus. Sobald es vor dir steht, nimm es in deine Arme. Es ist reines, goldenes, göttliches Licht – lasse es in jede Zelle deines Seins fließen. Es füllt dich auf mit Selbstliebe, Selbstwert und dem Gefühl, vollkommen geliebt zu sein. Verbleibe in dieser Energie, bis du ganz aufgefüllt bist und dich gestärkt fühlst.

Nimm deine Wiese in ihrem goldenen Licht wahr. Du siehst in der Nähe einen goldenen Tempel. In ihm kannst du Metatron begegnen. Er ist ein geschützter, hoch schwingender Raum, der für dich von der Geistigen Welt kreiert wurde. Auf der geistigen Ebene besteht dieser Raum wahrhaftig.

Jetzt gehe achtsam über die Wiese, bis du an dem Tempel angekommen bist. Jeder Schritt führt dich in eine tiefere Entspannung und in eine höhere Schwingung deines spirituellen Bewusstseins. Nimm die lichten Energien und deine persönlichen hohen Schwingungen wahr.

Der goldene Tempel hat genau drei Stufen, die dich in einen Raum führen, in dem Erzengel Metatron mit seinen goldenen, verbindenden und weisen Energien auf dich wartet. Gehe jetzt ganz in deiner Zeit diese Stufen hinauf, und betritt den Raum. In dessen Mitte befindet sich ein wunderschöner, goldener Thron, in den du dich hineinsetzt.

Fühle dein Höheres Selbst bei dir, spüre das Licht dieses Raumes, und öffne dich der Energie von Erzengel Metatron. Jetzt sprich folgende Worte laut aus: »Lieber Erzengel Metatron, ich bin bereit, dir zu begegnen und deine Hilfe voll und ganz zu erfahren. Ich bitte dich, kläre und reinige alle meine Energiebahnen, die mich mit höheren Dimensionen verbinden und einen stärkeren, fühlbaren Kontakt zu meinen Engeln möglich machen. Unterstütze mich heute dabei, mein göttliches Höheres Selbst in mich zu integrieren, sodass ich auch im Alltag mit ihm in Verbindung treten kann, um Weisheit und Liebe zu leben.

Der Tempel füllt sich mit goldener Energie. Glückseligkeit und eine Welle der Gnade hüllen dich ein. Vielleicht kannst du Erzengel Metatrons Gestalt sehen, nimmst seine Farben wahr oder spürst ihn. Du kannst ihn dir auch vorstellen. Auf spiritueller Ebene steht jetzt fest, dass Erzengel Metatron bei dir ist. Und über dein Kronenchakra fließt eine Welle, ein goldener Fluss von göttlicher Energie in dich herein. Jede Zelle deines Körpers beginnt, zu leuchten und in Harmonie zu schwingen. Der Fluss strömt weiter über deinen Körper hinaus in dein Energiefeld. Jeder Energiefunke deines Energiefeldes strahlt vor goldener Harmonie. Richte deine Konzentration auf dein Kronenchakra, das sich immer mehr öffnet, und jetzt höre die Schwingungen, die dein geistiges Team zu dir fließen lässt. Vielleicht beginnst du, dein geistiges Team zu spüren oder zu hören, und auch wenn du nichts wahrnimmst, steht es auf dieser Bewusstseinsebene jetzt fest, dass du dich für dein geistiges Team geöffnet hast. Genieße diesen Zustand für eine Weile.

Jetzt konzentriere dich auf dein Herz und auf den Anteil deines Höheren Selbst, den du heute in dein Herz gelassen hast. Und sprich folgende Worte: »Mein göttliches Höheres Selbst, bitte leite und führe mich, sende mir eine Botschaft, einen Namen, eine Farbe, ein Gefühl, ein Wort oder ein Symbol, das uns auch im Alltag verbindet.«

Gib dir eine Weile Zeit, um deine ganz persönliche Botschaft von deinem Höheren Selbst zu empfangen. Und was es auch sein mag, du brauchst nur daran zu denken, und schon bist du auch im Alltag mit deinem Höheren

Selbst verbunden und kannst sein Licht mehr in dein Leben integrieren. Wenn du möchtest, kannst du jetzt deinem Höheren Selbst auch Fragen stellen, öffne dich für seine Antworten. Sie können dich in Form von Bildern, Worten, Gefühlen oder einem inneren Wissen erreichen. Nimm das an, was kommt. Dann danke Erzengel Metatron für diesen wundervollen Platz, und danke deinem Höheren Selbst für die stärkere Verbindung.

Wenn du so weit bist, stehst du wieder auf und gehst zu den Treppen deines Tempels. Gehe die drei Stufen in dem Wissen hinunter, dass du dich aus deinem spirituellen Bewusstsein hinaus- und wieder in dein Wachbewusstsein begibst. Gehe mindestens zehn Schritte über deine leuchtende Wiese. Jeder Schritt wird dich zunehmend in das Hier und Jetzt führen. Atme ein paarmal tief ein und aus. Du befindest dich jetzt in dem Raum, in dem du deine Reise angetreten hast. Schreibe, wenn du möchtest, deine Erfahrungen auf.

Erzengel Michael

Ich erfahre Erzengel Michael immer wieder als großartigen Helfer in allen Prozessen zwischenmenschlicher Beziehungen. Seine Präsenz ist auch bei Therapeuten und Heilern oft spürbar.

Mit Erzengel MICHAEL *Reinigung* und *Befreiung* erleben

Erzengel Michael hilft uns mit seiner blauen, kraftvollen Heilflamme, uns von alten Energien zu befreien und von jeglicher Form von Negativität. Wenn wir uns geärgert haben oder einen Streit hatten, werden unser Energiefeld und auch die Energien unseres Körpers mit der Negativität unserer Emotionen und Gefühle angefüllt. Traurigkeit und Gefühle der Einsamkeit können sich in uns ablagern, auch wenn wir schon durch den negativen Prozess hindurchgegangen sind und uns wieder besser fühlen. Dann belasten uns diese alten Gefühle weiterhin.

Die reinigende Energie von Erzengel Michael unterstützt uns dabei, schneller aus der Negativität auszusteigen und wieder klar zu sehen. Seine blaue Heilflamme kann uns von alten Energien befreien und uns damit in eine positivere Schwingung führen. Wenn wir mit anderen Menschen in Kontakt sind, bauen wir Energiebahnen zu ihnen auf. Wir können Hunderte von Kilometern voneinander entfernt sein, und doch bleibt diese feinstoffliche Verbindung bestehen. Wenn ein Mensch liebevoll an dich denkt, wird über die Energiebahn seine Liebe zu dir fließen, und wenn ein Mensch schlecht über dich denkt, die Negativität. Und so ist es auch, wenn du negative oder positive Emotionen und Gefühle anderen gegenüber empfindest, sie kommen bei ihnen an.

Erzengel Michael kannst du nun darum bitten, mit seinem Schwert der Trennung alle Energiebahnen zu anderen Wesen, die keine Liebe zu dir senden, zu durchschneiden. Dies wird eine große Befreiung für dich bedeuten. Auch wenn du dich um einen Menschen sorgst, belastest du ihn negativ. Willst du einem Menschen helfen, der sich in einer schwierigen Lage befindet, versuche, positiv zu denken. Zuversicht ist eine sehr heilsame Kraft und kommt energetisch immer an. Erzengel Michael reinigt unsere Energiekörper und auch unseren physischen Körper von jeglicher Art von alten, belastenden und niedrig schwingenden Energien, wenn wir ihn darum bitten.

Du hast sicherlich schon selbst bemerkt, dass man, wenn man einen Raum betritt, in dem gestritten wurde, die negative Stimmung wahrnehmen kann. Die alten, belastenden Energien wurden erschaffen, und das heißt, wir müssen dafür sorgen, dass sie wieder aufgelöst und umgewandelt werden. Auch dabei steht uns Erzengel Michael zur Seite. Wenn du Erzengel Michael, diesen kraftvollen, befreienden und liebenden Menschenfreund, als Helfer in dein Leben einlädst, wirst du bemerken, dass dein Leben immer leichter und freier wird. Du kannst aus negativen Emotionen schneller aussteigen und wieder Glück und Frieden spüren. Dieses Glück und dieser Frieden, die du ausstrahlst, segnen alle Menschen in deinem Umfeld und die ganze Welt.

Gebet

Lieber Erzengel Michael,
bitte reinige, heile und befreie meinen Körper
und alle meine Energiefelder.
Brenne mich mit deiner blauen Heilflamme frei
von alten Energien, die mir nicht guttun,
und befreie mich mit deinem heiligen Schwert
von allen Energiebahnen, die mir Kraft
entziehen und mich daran hindern, in Liebe
und Freiheit zu sein.
Ich danke dir.

Engel-Energiebehandlung

Errichte dir einen Ort, an dem du ungestört bist. Du kannst liegen oder sitzen, so, wie es sich für dich gut anfühlt. Deine Wirbelsäule sollte so gerade wie möglich sein. Meditative Hintergrundmusik kann dich dabei unterstützen, zu entspannen und das Licht von Erzengel Michael zuzulassen. Zünde eine Kerze mit der Intention an, Michael jetzt zu dir einzuladen.

Sprich folgende Worte laut: »Mein göttliches Höheres Selbst, öffne bitte mein Kronenchakra, mein Herzchakra, mein Basischakra, meine Hand- und Fußchakras so weit, wie es gut für mich ist. Aus der Tiefe meines Herzens beschließe ich, keinerlei Fremdenergien anzunehmen. Lieber Erzengel Michael, ich bitte dich, durchströme mich mit deiner blauen Heilflamme. Befreie mich von jeglicher negativer Energie, und erfülle mich mit deiner Liebe.«

Nun spüre oder stelle dir vor, wie die blaue Heilflamme in deinen Kopf fließt. Du entspannst deine Kopfhaut, deine Augenlider, deinen Kiefer. Die Heilflamme befreit dich immer mehr. Sie fließt weiter in deinen Hals und entspannt deine Halswirbelsäule. Du fühlst dich freier und immer besser. Das blaue Licht fließt nun in deine Schulterblätter, in deinen Oberkörper und deinen ganzen Rumpf. Nimm wahr, wie du dich zunehmend entspannst und dein Körper sich immer leichter anfühlt.

Falls bestimmte Körperstellen sehr verspannt sind, lasse das Licht von Michael besonders intensiv durch jede dieser Zellen fließen. Gib dir einen Augenblick Zeit dafür.

Dann fließt das Licht weiter in deine Beckenschaufel, deine Oberschenkel und Unterschenkel bis in die Zehenspitzen, durch deine Poren hinaus in deine Aura und in dein ganzes Energiefeld. Du kannst nun Erzengel Michael bitten, deine Umgebung, dein Zuhause und dein Arbeitsumfeld mit seinem blauen Licht zu erfüllen, auch den ganzen Planeten. Nimm dir eine Weile Zeit dafür, und dann konzentriere dich auf dein Herz. Bitte Erzengel Michael, es jetzt vollkommen von allen alten, belastenden Emotionen und Gefühlen, die nicht zum höchsten Wohle deiner Seele sind, zu befreien. Genieße das Licht des Erzengels in deinem Herzen. Spüre, wie die blaue Flamme jede einzelne Zelle deines Herzens liebkost, befreit und mit Licht und mit Liebe auffüllt.

Nimm dir die Zeit, die du brauchst, bis dein Herz sich wohlig, frei und geliebt fühlt.
Jetzt stelle dir vor, wie die befreiende, liebende und stärkende Energie von Erzengel Michael aus deinem Herzen in deinen Brustraum strömt und über deine Schultern und Schulterblätter in deine Oberarme, Unterarme und in die Hände hinein bis in die Fingerspitzen fließt. Jetzt strahlt die blaue Flamme über deine Handflächen hinaus. Wo in deinem Körper bemerkst du die meiste Anspannung, die meisten Verspannungen? Lege deine Hände genau dort auf, wo du belastende Energien spürst. Nimm wahr, wie das Licht in deinen Körper hineinströmt und alles befreit, was jetzt gehen darf. Gib dir die Zeit, die brauchst, um dich vollkommen gelöst zu fühlen.
Danke Erzengel Michael, und sprich laut: »Mein göttliches Höheres Selbst, schließe alle meine Chakras jetzt so weit, wie es gut für mich ist, und lasse so viel Energie in mir, wie ich brauche.«
Lege jetzt deine Hände auf den Fußboden, und stelle dir vor, wie das überschüssige Licht von Erzengel Michael in Mutter Erde hineinströmt und sie segnet.

Meditative Heilreise

Suche dir einen Ort, an dem du deine Heilreise ungestört durchführen kannst. Wenn du möchtest, lasse im Hintergrund meditative Musik laufen, die dich während dieser Heilreise begleitet. Zünde eine Kerze mit der Intention an, jetzt Erzengel Michael zu dir einzuladen. Lege oder setze dich so bequem wie möglich hin. Atme ein paarmal tief in dein Herz hinein und wieder aus, bis du dich vollkommen entspannt fühlst.

Stelle dir vor, du stehst auf einer wundervollen Wiese. Diese ist ein Teil deiner Seelenlandschaft. Mutter Erde trägt dich, und Vater Sonne wärmt dich. Schaue dir diese wunderschöne Wiese an, ihre Blumen, das Gras, das Licht. Nimm dich selbst wahr auf dieser Wiese, und bitte dein Höheres Selbst um vollkommene Führung. Stelle dir vor, dass ein goldenes Wesen, das dir sehr ähnelt, jetzt liebevoll auf dich zugeht. Je näher es kommt, desto geliebter und geborgener fühlst du dich. Sobald es bei dir angelangt ist, umarme es. In deinen Armen wird es zu goldenem Licht. Lasse dieses Licht der Liebe und Verbindung in jede Zelle deines Körpers fließen. Und spüre, wie sich Vertrauen und Wärme in dir ausbreiten.

Du siehst in nicht allzu weiter Ferne einen wunderschönen See, sein aquamarinfarbenes Wasser glitzert in der Sonne. Er übt eine große Anziehung auf dich aus. Gehe jetzt über deine Wiese zu dem See, und lasse dir dafür die Zeit, die du brauchst. Dort angekommen, nimmst du die liebevolle und kräftigende Energie wahr, die dieser See ausstrahlt. Bitte nun Erzengel Michael darum, ebenfalls an diesen Ort zu kommen. In dem Moment, in dem du an ihn denkst, bildet sich um den See eine irisierende, blau glitzernde Lichtsäule voller Kraft und befreiender Liebe zu dir. Das Wasser des Sees wird vollkommen von dem Heilstrahl Michaels erfüllt.

Momentan bist du noch ganz allein an diesem Ort, und doch fühlst du dich geborgen und getragen. Du nimmst die Energie Michaels wahr. Ziehe dich jetzt aus, und steige in das Wasser, das dich wärmend einhüllt. Schwimme in diesem reinigenden und befreienden See. Spüre, wie das heilsame, sanfte und stärkende Licht sich in deinem ganzen Energiesystem ausbreitet und du immer freier wirst, immer leichter. Schwimme so lange in diesem See, bis du dich vollkommen befreit und erleichtert fühlst. Das Wasser umschmiegt sanft deinen Körper, es trägt dich. Der blaue Heilstrahl von Erzengel Michael segnet jede Zelle deines Seins, deinen physischen Körper und alle deine Energiekörper. Wenn du das Gefühl hast, dass du völlig befreit bist, bemerkst du am Ufer des Sees Erzengel Michael. Siehst du ihn nicht, dann stelle ihn dir vor, denn er ist da, und er hält ein wunderschönes Gewand in seinen Händen, das du heute anziehen kannst. Langsam und sicheren Schrittes gehst du aus dem See hinaus ans Ufer. Die Luft ist warm, und sie streichelt dein gesamtes Sein. Du fühlst dich geborgen in dieser heilsamen Energie. Erzengel Michael überreicht dir das lichte, samtene Gewand, das du dir nun überstreifst. Es füllt dich mit seiner Liebe und Unterstützung auf.

Erzengel Michael hat sein Schwert in der Hand. Du kannst ihn jetzt bitten, alle Energiebahnen zwischen dir und anderen Menschen, durch die keine Liebe fließt, zu durchtrennen. Sobald du das gedacht oder ausgesprochen hast, erhebt Michael sein Schwert, und du wirst vollkommen befreit. Eine neue Leichtigkeit breitet sich in dir aus. Danke Erzengel Michael. Wisse, dass du jederzeit an diesen Ort zurückkehren kannst. Danke deinem Höheren Selbst für seine Führung. Danke diesem Ort, dem See. Atme ein paarmal tief ein und aus, und komme zurück ins Hier und Jetzt.

Mit Erzengel MICHAEL disharmonische *Beziehungen* heilen

Wenn wir über emotionale Probleme nicht hinwegkommen, kann das Licht von Erzengel Michael sehr wirkungsvoll sein. Er unterstützt uns mit seinem blauen Heilstrahl, indem er Beziehungen energetisch klärt, sodass wir diese Situationen dann neu und liebevoller betrachten können. In zwischenmenschlichen Beziehungen gibt es große Herausforderungen. Jeder Mensch hat seine eigene Sicht der Dinge, und wenn diese nicht mit unserer übereinstimmen, können negative Emotionen in uns aufsteigen.

Wir sind als Menschen auch energetisch miteinander verbunden. Unser Energiesystem ist zudem angereichert mit Erfahrungen aus unserer Vergangenheit oder der unserer Eltern oder Ahnen. Auch dir ist es sicherlich schon einmal passiert, dass du in einer Situation heftiger reagiert hast, als es notwendig gewesen wäre. Deine Gefühle haben sich viel stärker gezeigt als beabsichtigt. Die Intensität deiner Gefühle hat sich dann durch in deinen Energiekörpern gespeicherte alte Erfahrungen erhöht. Es ist gut und ratsam, unsere eigenen Energiekörper regelmäßig zu reinigen und auch alle Energiebahnen, die uns mit anderen Wesen verbinden. Mit der Energiebehandlung dieses Kapitels kannst du nicht nur Beziehungen aus der Gegenwart, sondern auch aus der Vergangenheit heilsam berühren und somit harmonisieren. Alle Lichtwesen unterstützen uns dabei, wenn die Heilung zum Wohle aller Beteiligten ist. So viel möchte ich dir schon einmal auf deinen Weg mitgeben: Hinderlich für zwischenmenschliche Beziehung ist, wenn wir recht behalten oder unser Gegenüber unbedingt von unserer Meinung überzeugen wollen. Wir dürfen und müssen akzeptieren, dass andere Menschen anders denken und fühlen als wir. Es ist wichtig, die andere Meinung nicht als Angriff gegen uns zu verstehen.

Gebet

Lieber Erzengel Michael,
durchströme mit deiner blauen Heilflamme
meine zwischenmenschlichen Beziehungen.
Befreie mich von alten Emotionen,
Erfahrungen und Glaubenssätzen,
die ich selbst gebildet oder
von meinen Ahnen übernommen habe.
Ich danke dir von ganzem Herzen.

Engel-Energiebehandlung

Begib dich an einen Ort, an dem du ungestört bist und dich entspannen kannst. Du kannst liegen oder sitzen, so, wie es angenehm für dich ist. Zünde eine Kerze mit der Intention an, jetzt Erzengel Michael zu dir einzuladen. Wenn es sich für dich richtig anfühlt, lasse leise entspannende Musik im Hintergrund laufen.
Sprich nun folgende Worte laut aus: »Mein göttliches Höheres Selbst, öffne mein Kronenchakra, mein Herzchakra, mein Basischakra, meine Hand- und Fußchakras jetzt so weit, wie es zurzeit gut für mich ist. Aus der Tiefe meines Herzens beschließe ich, keinerlei Fremdenergien anzunehmen. Ich bitte jetzt Erzengel Michael, seine blaue Heilflamme in der Intensität durch mich fließen zu lassen, wie es gerade gut für mich ist.«
Stelle dir vor, wie die blaue Heilflamme von Erzengel Michael sanft und liebevoll deinen ganzen Kopf auffüllt. Deine Kopfhaut, deine Augenlider und deine Kaumuskulatur entspannen sich. Das Licht fließt weiter in deinen Hals und entspannt deine Halswirbelsäule. Durch deinen Hals strömt es jetzt in deinen gesamten Rumpf, über deine Oberarme und Unterarme bis in die Hände hinein und über deine Beckenschaufeln in deine Oberschenkel, in deine Knie

und in deine Waden bis in die Füße hinein. Genieße es für eine Weile, von diesem wundervollen Licht erfüllt zu sein.
Sprich nun laut oder leise, wie es für dich richtig ist: »Lieber Erzengel Michael, befreie mich von allen emotionalen Schocks und Traumata, Herzensbrüchen und allen toxischen Energien, die ich in Beziehungen erfahren oder von meiner Ahnenreihe übernommen habe. Reinige und befreie alle Energiebahnen zwischen mir und allen Wesen, mit denen ich verbunden bin.«
Das heilsame, befreiende und harmonisierende blaue Licht fließt jetzt in jede Zelle deines Körpers und auch in jeden Teil deiner Energiekörper. Genieße für eine Weile das befreiende, liebevolle, unterstützende Licht von Erzengel Michael.
Denke nun an eine Beziehung in deinem Leben, in der du dir mehr Frieden und Harmonie wünschst. Stelle dir vor, wie Energie durch eine weiße Lichtröhre, mit der ihr beide verbunden seid, zu dem anderen Menschen fließt. Schicke jetzt das blaue Licht von Erzengel Michael in diese Lichtröhre hinein, und sprich laut oder leise: »Lieber Erzengel Michael, ich bitte dich, kläre alle negativen Gefühle zwischen mir und diesem Menschen zum Wohle aller Beteiligten. Befreie unsere Beziehung von Anklage, negativen Gedanken, Schuldzuweisungen, toxischen Energien und allen Kräften, die keine Liebe sind. Ich bin bereit, Heilung zuzulassen.«
Nimm mit allen deinen Sinnen wahr, wie das blaue Licht von Erzengel Michael liebevoll durch diese Lichtröhre fließt, zu dem anderen Menschen hin. Und wenn du das Gefühl hast, dass Befreiung und Klärung stattgefunden haben, danke Michael, und das Licht in eurer Verbindung löst sich wieder auf. Wiederhole diese Übung mit so vielen Menschen, wie es sich heute für dich richtig anfühlt. Lasse dir bei jedem so viel Zeit, bis du eine Entspannung und Befreiung in deinem Energiesystem wahrnimmst. Das Wichtigste ist, dass du das Licht immer zum Wohle aller Beteiligten fließen lässt.
Zum Ende der Selbstbehandlung danke Erzengel Michael, und sprich laut: »Mein göttliches Höheres Selbst, schließe alle meine Chakras jetzt so weit, wie es gut für mich ist, und lasse so viel Energie in mir, wie ich brauche.«
Lege deine Hände auf den Fußboden, und schenke Mutter Erde alle überschüssige Energie.

Meditative Heilreise

Denke an einen Bereich oder eine Beziehung in deinem Leben, bei dem oder der du das Gefühl hast, du kommst nicht voran oder du wirst davon beeinträchtigt.

Falls du eine schwierige Beziehung zu einem deiner Elternteile hast, so ist es ein guter Anfang, diese zu bearbeiten. Auf dieser Heilreise geht es nicht darum, den anderen von deiner Meinung zu überzeugen, sondern darum, eure Beziehung so weit von Verstrickungen zu befreien, dass du ihn mit seiner Sicht der Dinge sehen und auf seinem Weg segnen kannst, ohne seine Lebensvorstellungen zu deinen zu machen.

Lasse dich auf die liebende und weise Begleitung von Erzengel Michael ein – sein Licht wird deine zwischenmenschlichen Beziehungen heilsam berühren.

Atme in dein Herz hinein, und komme nun dort an. Stelle dir vor, du stehst auf einer wundervollen Wiese und die Sonne scheint. Bitte nun dein Höheres Selbst um seine Führung, und spüre eine liebevolle Person hinter dir. Ihr goldenes Licht fließt in deine Aura und erfüllt dich mit Stärke und Vertrauen. Nimm diesen Moment in seiner Gesamtheit wahr, und genieße dieses Licht, das dich gänzlich bei dir ankommen lässt.

Nun setze dich auf deine Wiese, und lade den Menschen oder die Menschen, dessen oder deren Leben sich mit deinem verstrickt hat oder haben, zu dir ein. Sage laut oder leise: »Ich lade nun … zu mir ein, wenn es seine/ihre Seele erlaubt und es zum Wohle aller Beteiligten ist.«

Zwei Meter von dir entfernt entsteht ein Lichtkreis mit blauer Energie, und in diesem Licht steht die Person oder stehen die Personen, mit der oder denen du heute arbeiten möchtest. Das blaue, befreiende, heilsame Licht bildet eine schützende und von Liebe erfüllte Lichtsäule um diese Person oder diese Personen herum. Und auch um dich baut sich jetzt eine gnadenreiche, lichtdurchflutete und befreiende Lichtsäule auf.

Nun bitte Erzengel Michael: »Erzengel Michael, ich bitte dich, erlöse mich aus den karmischen Verstrickungen vergangener Leben und dieses Lebens. Reinige und befreie uns mit deiner blauen Heilflamme, und durchschneide alle energetischen Verstrickungen zwischen uns mit deinem Schwert der Wahrheit, jetzt, zum Wohle aller Beteiligten. Erzengel Michael, unterstütze mich dabei, Schuldzuweisungen und Anklage loszulassen.«

Das Licht deiner Lichtsäule durchflutet deinen Körper und dein ganzes Energiefeld. Ein heilsamer Strom der Befreiung und Klärung durchfließt dich. Genieße es. Nun bitte dein Höheres Selbst, alle Verstrickungen zwischen dir und der anderen Person oder den anderen Personen sichtbar werden zu lassen. Jetzt kannst du die Lichtbahnen, die zwischen euch verlaufen, sehen.

Nimm sie wahr, und nun bitte noch einmal: »Lieber Erzengel Michael, durchschneide mit deinem heiligen Schwert alle Energiebahnen, durch die keine Liebe fließt, und löse alle Negativität zu hundert Prozent auf. Heile alles zwischen mir und der anderen Person oder den anderen Personen, was nicht Liebe ist und was jetzt geheilt werden darf. In alle Richtungen der Zeit, auf allen Bewusstseinsebenen.« Du siehst, wie Erzengel Michael sein Schwert erhebt und die Energiebahnen durchtrennt. Du bist befreit.

Beobachte, wie dein Herz leichter wird, alte Emotionen verschwinden und Frieden in dir einkehrt. Nun danke Michael und allen beteiligten Personen. Beide Lichtsäulen lösen sich auf, und du bist allein auf deiner Wiese.

Wenn du so weit bist, nimm ein paar tiefe Atemzüge und komme in deinem Tempo zurück ins Hier und Jetzt.

Mit Erzengel MICHAEL karmische *Verstrickungen* lösen

Wir sind alle geliebte Kinder Gottes, und Erzengel Michael ist der Träger dieser Wahrheit. Sein Schwert durchschneidet die Schleier unserer Illusion der Schuld. Er befreit uns von Familienverstrickungen genauso wie von karmischen Verbindungen. Karma ist ein umfassender Begriff, und ich werde meine Sicht auf dieses Thema an dieser Stelle erläutern.

Wenn wir an vergangene Leben glauben, können wir uns vorstellen, dass unsere Seele auf einer Reise ist, der Reise ihres Wachstums. In dem Moment, in dem unsere Mutter schwanger wird, entscheiden wir uns, in diesen entstehenden Körper zu gehen und ein neues Leben zu beginnen. Meiner Meinung nach suchen wir uns unsere Eltern aus, um genau die Lernerfahrungen zu machen, die unsere Seele reifen lassen auf dem Weg zur vollkommenen Liebe und Bedingungslosigkeit, des Glaubens und des Wissens, dass es eine göttliche Kraft gibt und Lichtwesen, die jederzeit bereitstehen, unsere Seelenreise in Liebe zu unterstützen. Wenn wir in einem vergangenen Leben bewusst negativ gewirkt haben, kann es sein, dass wir das Schuldgefühl, andere Wesen belastet zu haben, mit in dieses Leben bringen. Wir versuchen dann, diese Schuld mit negativen Erfahrungen, die wir selbst machen, die uns vielleicht angetan werden, zu begleichen.

Ich weiß, dass ich in einigen Leben sehr selbstbezogen war und andere Menschen für mich habe arbeiten lassen. In diesem Leben habe ich mich als fünftes Kind in meine Familie inkarniert und hatte lange Zeit das Gefühl, das fünfte Rad am Wagen zu sein. Meine Mutter hatte keine Zeit, nach mir zu schauen. Sie hat hart gearbeitet, und selten hatten wir Zeit, als Familie zusammenzukommen. Nachdem ich erkannt hatte, dass ich mir für mein Verhalten in vergangenen Leben nicht vergeben hatte, habe ich diese alte Schuld mit Erzengel Michael aufgelöst. So konnte ich in meinem Leben Gemeinschaften und Freundschaften kreieren, in denen ich ganz dazugehöre. Das Gefühl der Einsamkeit und das Außenseitertum haben sich aufgelöst. Welche Themen tauchen in deinem Leben immer wieder auf? In welchen Bereichen hast du das Gefühl, unglücklich und nicht im Frieden zu sein?

Lasse dir heute von Erzengel Michael dabei helfen, aus alten Schuldgefühlen und Blockaden auszusteigen und anzuerkennen, dass Fehler aus der Vergangenheit, die in die Gegenwart hineinwirken, aufgelöst werden können. Auch wenn du in vergangenen Leben negative Erfahrungen gemacht hast, kannst du diese mit Erzengel Michael befrieden. Wichtig ist, dass du erkennst, dass alles, was geschieht – in diesem sowie in vergangenen Leben –, für deine Seele einen Sinn hat. Die positiven wie die negativen Erfahrungen. Wenn du in der meditativen Heilreise dieses Kapitels mithilfe von Erzengel Michael und deinem Höheren Selbst ein vergangenes Leben heilsam berührst, wird es nur dann ganz geheilt sein, wenn du dir und allen Beteiligten vergibst. Erzengel Michael unterstützt dich mit seinem Licht und seinem heiligen Schwert dabei, dich von alten Schuldgefühlen zu lösen und Schuldzuweisungen anderen gegenüber loszulassen. Der Himmel glaubt nicht an Karma, für die Engel und unseren Schöpfer sind wir unschuldige Kinder Gottes. Wir werden alle bedingungslos geliebt.

Wir alle machen Fehler, kleine wie große. Sie gehören zu unserem Wachstumsprozess dazu. Die Kostbarkeit deines Seins, deine Würde, ist fest in deinem Seelenlicht verankert und wird dadurch nicht geschmälert, auch wenn du sie nicht mehr spüren kannst. Sie ist da. Das göttliche Licht leuchtet in dir und in uns allen.

Gebet

Lieber Erzengel Michael,
erlöse mich von karmischen Verstrickungen
vergangener Leben,
durchtrenne sie mit deinem Schwert
der Wahrheit.
Ich danke dir dafür, dass du mich befreist,
unterstützt und schützt.
Ich danke dir.

Engel-Energiebehandlung

Suche dir einen Platz, an dem du ungestört bist und deine Selbstbehandlung in Ruhe und Frieden durchführen kannst. Leise Hintergrundmusik trägt und unterstützt dich dabei. Zünde eine Kerze mit der Intention an, jetzt Erzengel Michael zu dir einzuladen.

Du kannst dich setzen oder hinlegen, mache es dir ganz bequem. Atme ein paarmal tief ein und aus, und komme ganz in deinem Herzen an. Spüre, wie du den Alltag hinter dir zurücklässt und in deiner eigenen Stille baden kannst.

Sprich nun folgende Worte laut aus: »Mein göttliches Höheres Selbst, öffne mein Kronenchakra, mein Herzchakra, mein Basischakra, meine Hand- und Fußchakras jetzt so weit, wie es gut für mich ist. Aus der Tiefe meiner Seele beschließe ich, keinerlei Fremdenergien anzunehmen. Ich bitte Erzengel Michael, sein blaues Licht in der Intensität durch mich fließen zu lassen, wie es jetzt gut für mich ist.«

Das blaue Licht von Erzengel Michael strömt über dein Kronenchakra in dich herein, erfüllt deinen ganzen Kopf, deinen Oberkörper, deine Oberarme, deine Unterarme und deine Hände. Es fließt weiter in deinen Unterkörper, in deine Beckenschaufel, deine Oberschenkel, die Knie und Waden bis in die Zehenspitzen hinein. Genieße das befreiende Licht Michaels für eine Weile. Lege deine Handflächen jetzt auf die Körperteile, in denen du Anspannung und Verspannungen verspürst. Dann lasse das Licht des Erzengels aus deinen Handflächen in dich hereinfließen.

Jetzt sprich folgende Worte laut aus: »Lieber Erzengel Michael, erlöse mich von karmischen Verstrickungen vergangener Leben, befreie mich von alter Schuld, an der ich festhalte, und befreie mich davon, anderen Wesen Schuld zuzuweisen. So gut ich kann, erkenne ich heute an, dass jegliche Form von Schuld und Schuldzuweisungen nicht der Liebe entspringen, und ich bitte dich, mich mit deinem blauen Licht dabei zu unterstützen, dies zu begreifen und Eigenverantwortung zu übernehmen.«

Nimm wahr, wie das blaue Licht dich durchströmt, jede Zelle deines Körpers erfüllt, dich befreit und dir ein Gefühl der Erleichterung verschafft. Nimm dir so viel Zeit dafür, wie du brauchst. Jetzt sprich: »Lieber Erzengel Michael, ich

bitte dich, jetzt alle karmischen Verstrickungen, die nicht zum höchsten Wohle meiner Seele sind, mit deinem heiligen Schwert durchzutrennen.«
Stelle dir vor, wie Erzengel Michael dein gesamtes Energiefeld mit seinem heiligen Schwert von alten Energiebahnen, durch die keine Liebe fließt, befreit und Frieden in dir einkehrt. Lasse es geschehen. Danke Erzengel Michael.
Sprich folgende Worte laut aus: »Mein göttliches Höheres Selbst, schließe meine Chakras jetzt so weit, wie es gut für mich ist, und lasse so viel Energie in mir zurück, wie ich brauche.« Lege dann deine Handflächen auf den Boden, und lasse die überschüssige Energie in Mutter Erde hineinfließen. Genieße deinen Tag.

Meditative Heilreise

Denke an einen Bereich oder eine Beziehung in deinem Leben, bei dem oder der du das Gefühl hast, du kommst nicht voran oder sie beeinträchtigt dich sogar.

Erschaffe dir einen Platz, an dem du ungestört bist, und wenn du möchtest, lasse meditative Musik im Hintergrund laufen. Zünde eine Kerze in der Intention an, jetzt Erzengel Michael zu dir einzuladen. Schließe deine Augen, atme in dein Herz hinein und wieder aus.

Du stehst nun auf einer wundervollen Wiese, die Sonne scheint. Mutter Erde trägt dich, und Vater Sonne wärmt dich. Bitte dein Höheres Selbst um vollkommene Führung. Stelle dir vor, wie das goldene Licht deines Höheren Selbst dich nun durchdringt, einhüllt, stärkt und unterstützt. Deine Wiese ist übersät mit wundervollen Blüten, und in nicht allzu weiter Ferne entdeckst du einen Berg, der dich magisch anzieht. Gehe jetzt auf diesen Berg zu. Jeder Schritt, den du auf deiner Wiese gehst, führt dich tiefer in eine Entspannung hinein und lässt dich friedvoller werden.

Du erreichst nun den Berg und kannst sehen, dass ein Tunnel durch ihn hindurchführt. Seitlich an der Bergöffnung entdeckst du eine Fackel. Du nimmst sie in die Hand und betrittst den Gang. Der Tunnel ist von funkelnd leuchtenden blauen Kristallen und einem weißlich irisierenden Nebel erfüllt.

Rufe nun Erzengel Michael mit folgenden Worten an deine Seite: »Lieber Erzengel Michael, leite und begleite mich, unterstütze mich dabei, heute karmische Verstrickungen aufzulösen.«

An deiner linken Seite erscheint Michael mit seinem großen, leuchtenden Schwert. Du musst ihn nicht sehen, du kannst ihn erahnen oder ihn dir vorstellen. Auf spiritueller Ebene steht jetzt fest, dass Erzengel Michael bei dir ist. Liebevoll legt er seine Hand auf deine Schulter, und du spürst Stärke, Unterstützung und Wärme. Gemeinsam geht ihr jetzt tiefer in den Tunnel hinein, und du spürst, wie dich der weiße Nebel liebevoll berührt. Die blauen Kristalle stärken dich mit ihrer Kraft. Gehe nun Schritt für Schritt mit Erzengel Michael durch diesen Tunnel, und wisse, dass am Ende dieses Wegs ein vergangenes Leben auf dich wartet, mit dem du heute deinen Frieden schließen wirst. Jeder Schritt entspannt dich mehr. Du fühlst dich geborgen, geliebt und getragen. Die Energie Michaels an deiner Seite erfüllt und berührt dich zutiefst. Nun seid ihr am anderen Ende des Tunnels angekommen. Dort erblickst du eine wunderschöne Wiese, die von Sonnenstrahlen erleuchtet wird. In der Ferne siehst du schemenhaft Menschen stehen. Du weißt, dass sich unter ihnen ein Anteil von dir aus einem vergangenen Leben befindet. Du musst noch nicht wissen, was damals passiert ist. Bereits deine Bereitschaft, auf allen Ebenen loszulassen und dich und alle Beteiligten als unschuldig anzuerkennen, wird große Heilung in dir bewirken. Du gehst mit Erzengel Michael zu den Menschen hin und sagst jetzt laut zu ihm: »Ich bitte dich, erlöse mich und alle Beteiligten von unseren karmischen Verstrickungen. Ich bin bereit, anzuerkennen, dass ich – was auch immer hier geschehen ist – diese Erfahrung für meinen Seelenweg gebraucht habe. Ob ich Täter oder Opfer war, ist gleich, ich erkenne an, dass alles, was in meinem Leben geschehen ist und geschehen wird, dem höchsten Wohle meiner Seele dient. Ich bitte dich, Erzengel Michael, jetzt alles Negative, alle Schuld, alle Schuldzuweisungen, allen Schmerz, alle Schocks und Traumata, die in jenem Leben entstanden sind, jetzt in mir und allen Beteiligten zum höchsten Wohle aller Seelen auf allen Ebenen und in alle Richtungen der Zeit zu lösen.«

Erzengel Michael legt seine Hand nun liebevoll auf dein Kronenchakra und lässt sein blaues Licht in dich hineinströmen. Du spürst, wie du immer freier, glücklicher und friedvoller wirst. Wenn du vollständig von seinem Licht erfüllt bist, befreit und erlöst Michael auch alle anderen Beteiligten von ihren negativen Gefühlen und Erfahrungen, von allem, was keine Liebe ist. Dann nimmt er sein heiliges Schwert zur Hand und durchtrennt alle Energiebahnen, durch die keine Liebe zwischen den Beteiligten fließt. Danke Erzengel Michael dafür. Wenn du möchtest, kannst du dich auch bei allen anderen Beteiligten bedanken.

Nun ist es an der Zeit, den Rückweg anzutreten und zurück zu dem Berg zu gehen. Erzengel Michael begleitet dich dabei. Wenn du an der Öffnung angekommen bist, bemerkst du, wie befreit du dich jetzt fühlst. Gehe mit Erzengel Michael in dem Bewusstsein durch den Tunnel hindurch, dass jeder Schritt dich mehr in dein Wachbewusstsein trägt. Am Ende des Gangs kannst du Sonnenstrahlen erkennen. Sobald du dort angekommen bist, tritt mit einem großen Schritt aus dem Tunnel hinaus. Jetzt stehst du wieder auf der Wiese, auf der die Reise begonnen hat. Danke Erzengel Michael. Atme dann ein paarmal tief ein und aus, und komme zurück ins Hier und Jetzt.

Mit Erzengel MICHAEL die *Hellsinnigkeit stärken* und hinter den Schleier der physischen *Welt* schauen

Zwischen unseren Augenbrauen befindet sich unser Drittes Auge – ein Chakra und Energiezentrum, das uns die feinstoffliche Welt zugänglich macht. Wenn wir Engelwesen oder Feen und Elfen sehen, geschieht das nicht über unsere physischen Augen, sondern über das Dritte Auge. Menschen, bei denen es weit geöffnet ist, können alle geistigen Wesen, die Farben der Aura, Pflanzenwesen, Baumgeister und vieles mehr sehen. In der westlichen Welt sind wir in allen technischen Gebieten weit entwickelt: Wir analysieren die Materie bis in die kleinsten Elementarteilchen und bis zu den entferntesten Galaxien. Indien zum Beispiel erforscht hingegen seit Jahrtausenden die unsichtbaren Welten. Seine Weisheitslehre hat ein tiefes Wissen über alle feinstofflichen Ebenen des Körpers, über unser Chakrasystem und unsere Energiebahnen. Ganz bewusst bilden sie in ihren Meditationen ihr Drittes Auge aus. Wenn wir es öffnen, besteht die Möglichkeit, dass wir die geistigen Ebenen sehen, spüren oder hören oder uns einfach ein tiefes inneres Wissen begleitet. Der Kontakt zu unserem Höheren Selbst wird selbstverständlich, wir lassen uns von ihm in die richtige Richtung unseres Lebens führen und stärken unsere Instinkte. Mit einem aktivierten Dritten Auge ist es auch möglich, vergangene Leben zu sehen. Erzengel Michael ist der Hüter des Dritten Auges. Mit seiner heilsamen blauen Flamme und seinem heiligen Schwert wird er dich unterstützen, dein Drittes Auge zu erwecken, und dir die Möglichkeit eröffnen, mit feinstofflichen Welten in Kontakt zu treten. Wichtig dabei ist, diesem Prozess die Zeit zu geben, die er benötigt. Viele von uns haben als Kind feinstoffliche Ebenen wahrgenommen. Wenn wir unseren Eltern beziehungsweise unserem Umfeld davon berichteten, ist das nicht selten als Fantasie abgetan worden. Spätestens in der Pubertät, in der wir uns selbst als Menschen finden und andere Dinge auf unserem Entwicklungsweg wichtiger werden, schließt sich diese Ebene bei den meisten Menschen.

In Meditationen, Innenweltreisen und auch in den Heilreisen dieses Buches öffnet sich ein Bereich, der auf feinstofflichen Ebenen real ist. In der westlichen Welt geht man davon aus, dass alles, was man nicht sehen oder zumindest mit technischen Hilfsmitteln sichtbar machen kann, nicht vorhanden ist. In und auf unserer Erde befinden sich feinstoffliche Energiewesen, die uns täglich begleiten. Wenn du in einen Wald gehst, siehst du nur die Hälfte von dem, was sich wirklich in ihm befindet. Jeder Baum, jeder Grashalm, jeder Strauch hat ein Energiefeld, das ihn umgibt. Ein Baum hat einen Baumgeist, die Pflanzenwelt wird von Elfen und Feen energetisch gepflegt, und jeder Mensch ist von vielen Engeln umgeben. Erzengel Michael will dir eine ganz neue Tür zu einer Welt öffnen, die dich unfassbar bereichern wird. Sie wird dein Energiesystem schulen. Sei neugierig, was der Himmel noch alles für dich bereithält. Wenn dein Verstand zweifelt, schicke ihn in den Urlaub. Jetzt ist nicht er, sondern sind deine Gefühle und deine Neugier gefragt. Finde mit ihnen heraus, was sich hinter dem Schleier der physischen Welt verbirgt. Erzengel Michael wird dein Reisebegleiter sein. Du kannst ihn zu jeder Zeit rufen, wenn du Unterstützung dabei benötigst, über dein Drittes Auge die Geistige Welt zu erfahren – auf deine ganz eigene Art und Weise. Sei offen, vielleicht siehst du die Wesen oder fühlst sie. Es kann auch sein, dass du einfach weißt, dass sie da sind. Vertraue dir!

Die Heilreise dieses Kapitels kannst du auch dazu nutzen, zu erfahren, welche Situationen aus deiner Vergangenheit dich körperlich oder seelisch im Hier und Jetzt belasten. Dafür tritt die Heilreise oder auch die Engel-Energiebehandlung mit der Intention an, die nötigen Informationen aus deiner Vergangenheit über dein Drittes Auge zu erhalten. Erzengel Michael wird die Blockaden und Schleier auflösen und dein Drittes Auge so weit öffnen, wie es jetzt in deinem Leben gut ist.

Gebet

Lieber Erzengel Michael,
deine blaue Heilflamme löst
die Blockaden in mir und die Schleier
meiner Illusionen auf.
Leite mich mit deiner segensvollen Kraft
so weit in die feinstoffliche Welt,
wie es gut für mich ist.
Ich bin bereit, in deinem Licht
das Unsichtbare zu sehen
und zu erfahren.
Ich danke dir dafür.

Engel-Energiebehandlung

Begib dich in einen Raum, in dem du ungestört deine Energiebehandlung durchführen kannst. Meditative Musik im Hintergrund unterstützt dich, deinen Geist zu öffnen. Zünde eine Kerze mit der Intention an, jetzt Erzengel Michael zu dir zu rufen. Lege oder setze dich so bequem wie möglich hin, und atme ein paarmal tief ein und aus. Komme ganz in dem Raum und auf der Unterlage an, auf der du liegst oder sitzt. Sprich folgende Worte: »Mein göttliches Höheres Selbst, öffne mein Kronenchakra, mein Herzchakra, mein Basischakra und meine Hand- und Fußchakras jetzt so weit, wie es gut für mich ist. Aus der Tiefe meiner Seele beschließe ich, keinerlei Fremdenergien zuzulassen. Ich bitte jetzt Erzengel Michael, seinen gnadenvollen Strahl in der Intensität durch mich fließen zu lassen, wie es gerade gut für mich ist.«

Die heilsame blaue Flamme von Erzengel Michael fließt jetzt in dein Drittes Auge herein. Wie ein erlösender Balsam der Befreiung löst sie alle Blockaden auf. Vielleicht fühlst du eine samtig-wohlige Wärme zwischen deinen Augenbrauen, vielleicht siehst du blaues Licht oder weißt einfach, dass Erzengel Michael gerade liebevoll für dich wirkt.

Stelle dir vor, wie dieses heilsame blaue Licht deinen ganzen Kopf erfüllt. Alte, dich belastende Energien lösen sich vollkommen auf. Deine Augenlider, deine Kaumuskeln, dein Kiefer – alles entspannt sich langsam. Dieser Strom der heilenden Befreiung fließt in deinen Hals, und deine Halswirbelsäule entspannt sich. Jede Zelle wird erfüllt und liebkost von Erzengel Michaels blauem Licht. Es fließt weiter und füllt deinen Brustraum auf. Lasse es besonders durch jede Zelle deines Herzens fließen und dort Anspannung und Verspannungen auflösen. Eine friedvolle, beruhigende Lichtwelle breitet sich in deinem Rumpf aus, jede Zelle wird von diesem Licht genährt. Nun fließt es über deine Beckenschaufeln in deine Oberschenkel, deine Knie, deine Waden und deine Füße bis in die Zehenspitzen hinein. Auch deine Beine entspannen sich vollkommen in dem blauen Licht von Erzengel Michael. Nimm wahr, wie es durch deine Schultern, deine Schulterblätter, deine Ober- und Unterarme in deine Hände fließt.

Lege deine Hände, aus denen das befreiende Licht von Erzengel Michael hinausströmt, nun auf dein Drittes Auge. Nimm wahr, wie jenes in dich hereinfließt.
Sprich jetzt folgende Worte aus: »Mein göttliches Höheres Selbst, lenke und führe mich. Lieber Erzengel Michael, ich danke dir, dass du mit deinem blauen, segensreichen und befreienden Licht alle Blockaden, die auf meinem Dritten Auge liegen, jetzt löst. Reinige, heile und befreie, aktiviere, zentriere und schütze mein Drittes Auge. Ich bin bereit, die Schleier zwischen physischer und feinstofflicher Welt so weit zu lüften, wie es aktuell für mein Leben sinnvoll ist. Stärke meine Hellsichtigkeit und meine Hellfühligkeit in der Intensität, die jetzt gut für mich ist. Ich bin bereit, die Geistige Welt für wahr zu nehmen.«
Konzentriere dich auf dein Drittes Auge. Entspanne dich, und lasse die gnadenreiche Wirkung von Erzengel Michael zu. Vielleicht spürst du eine sanfte Berührung oder warmen Wind, oder du siehst blaues Licht oder Erzengel Michael vor deinem geistigen Auge. Lasse geschehen, was jetzt geschehen soll.
Wenn es so weit ist, lege deine Hände auf die Unterlage, auf der du sitzt oder liegst, und sprich folgende Worte: »Mein göttliches Höheres Selbst, schließe jetzt alle meine Chakras so weit, wie es im Moment gut für mich ist, und lasse so viel Energie in mir, wie ich brauche.«
Danke Erzengel Michael für sein Wirken. Stelle dir jetzt vor, wie du über deine Handflächen die überschüssige Energie von Erzengel Michael an Mutter Erde abgibst. Wiederhole diese Engel-Energiebehandlung so oft, bis du dein gewünschtes Ziel, deine Hellsinnigkeit zu stärken, erreicht hast.

Meditative Heilreise

Um deine Heilreise durchzuführen, begib dich an einen Ort, an dem du ungestört bist und dich geborgen und geschützt fühlst. Erschaffe dir einen Platz, an dem du ganz bequem liegen oder sitzen kannst. Meditative Musik im Hintergrund kann dich durch diese Reise tragen. Zünde eine Kerze mit der Intention an, jetzt Erzengel Michael zu dir einzuladen. Atme ein paarmal tief ein und aus, fühle in dein Herz hinein, und komme in ihm an. Stelle dir vor, dass du auf einer wunderschönen Wiese stehst. Diese Wiese ist mit blauen Blüten übersät, die eine wundervolle Ausstrahlung besitzen. Tiefer innerer Frieden und Ruhe breiten sich in dir aus. Das Licht der Blumen schillert und erfüllt dein ganzes Energiefeld. Genieße eine Weile die friedlichen Energien, die allein für dich da sind. Bitte dein Höheres Selbst um vollkommene Führung. Lenke deine Aufmerksamkeit auf deinen Solarplexus: Hier leuchtet ein kleines goldenes Licht. Es ist die pure Kraft des Vertrauens, das Licht deines Höheren Selbst. Dieses ist der Anteil von dir, der vollkommen mit der Geistigen Welt verbunden ist.

Stelle dir vor, wie sich dieses goldene Licht des Urvertrauens in deiner Mitte ausbreitet und Anspannung und Verspannungen verschwinden lässt. Von dort aus strömt es in deinen Rumpf. Lasse es hier besonders in dein Herz fließen und dieses zum Leuchten bringen. Zweifel und Disharmonien lösen sich einfach auf. Das Licht fließt jetzt auch in deinen Hals und deinen Kopf, in deine Arme und deine Beine, bis es deinen gesamten Körper vollkommen erfüllt hat. Erlebe, wie dein Höheres Selbst mit dem Licht des Vertrauens dein ganzes Sein ausfüllt. Durch deine Poren strömt es jetzt hinaus in deine Aura, in dein Energiefeld.

Du stehst auf deiner wunderschönen Wiese, vollkommen von Vertrauen erfüllt. Eine tiefe Zufriedenheit breitet sich in dir aus, und du fühlst dich geborgen und geführt. Gehe nun ein paar Schritte über deine Wiese, und genieße diesen bezaubernden Ort, der von der Geistigen Welt für dich erschaffen wurde. In nicht allzu weiter Ferne siehst du einen Hügel, auch er ist übersät mit wundervollen blauen und Frieden ausströmenden Blumen. Gehe auf diese

Anhöhe zu, und sei dir bewusst, dass jeder Schritt dich tiefer in dein spirituelles Bewusstsein trägt.

Jetzt oder gleich bist du an deinem Hügel angekommen. Eine bezaubernde, samtig-blaue Blütenpracht ist hier ausgebreitet. Ihr wundervoller Duft hüllt dich ein, und du fühlst dich sicher. Oben auf dem Hügel erkennst du einen blauen Tempel, der in der Sonne schillert. Es ist der Tempel von Erzengel Michael. An diesem Ort kannst du ihn und seine gnadenreiche, unterstützende Liebe wahrnehmen. Gehe jetzt Schritt für Schritt behutsam hinauf, und sei dir bewusst, dass dich jeder Schritt mehr für die Geistige Welt öffnet.

Oben angekommen, siehst du drei Stufen, die dich in den Tempel hineinführen. Gehe diese Stufen hinauf, und sage bei jedem Schritt laut oder leise, wie es für dich richtig ist: »Ich öffne mich, und ich bin bereit, Erzengel Michael zu begegnen.«

In deinem Tempel leuchtet ein blaues, kraftvolles und zugleich sanftes, dich beruhigendes Licht. Lasse dich einmal ganz von diesem besonderen Licht ausfüllen, und spüre, wie jede Körperzelle und jedes Energieteilchen deines Seins zur Ruhe kommen. Es entsteht eine Stille in dir, die dich tief berührt und bei dir ankommen lässt. Schaue dir die Wände deines Tempels an: Sie sind übersät mit wundervollen Steinen, die in den verschiedensten Blautönen strahlen. Sie geben eine Kraft ab, die dich unterstützt. In der Mitte des Tempels steht ein großer blauer Sessel. Setze dich hinein, und spüre, wie er dich liebend trägt. Sprich folgende Worte laut aus: »Lieber Erzengel Michael, ich bin bereit, dir zu begegnen und mich von dir unterstützen zu lassen. Ich danke dir, dass dein gnadenvoller blauer Strahl mich vollkommen erfüllt und mein Drittes Auge reinigt, heilt, befreit und aktiviert, zentriert, schützt und öffnet.«

Nimm wahr, wie ein blauer Strahl über dein Kronenchakra in deinen Kopf hereinströmt. Das Licht von Erzengel Michael fließt jetzt mit seiner heilsamen, reinigenden und öffnenden Kraft einmal durch deinen ganzen Körper, und du spürst, wie sich ein Gefühl von Freiheit, Ruhe und Kraft in dir ausbreitet. Sobald du vollkommen von dem Licht erfüllt bist, konzentriert es sich auf dein Drittes Auge zwischen deinen Augenbrauen. Vielleicht spürst du Wärme oder siehst hinter deinen Lidern blaues Licht. Es kann auch sein, dass du einen

Windhauch, einen besonderen Duft in deinem Zimmer oder eine sanfte Berührung wahrnimmst. Auch das tiefe Wissen, dass jetzt Erzengel Michael für dich wirkt, ist ein Zeichen seiner Gegenwart. Verweile in diesem gnadenvollen Licht, und konzentriere dich auf dein Drittes Auge. Vielleicht beginnst du, Farben zu sehen, oder du nimmst Erzengel Michael nun stärker wahr. Es kann sein, dass innere Bilder in dir aufsteigen. Lasse geschehen, was zum höchsten Wohle deiner Seele geschehen will.

Wenn du das Gefühl hast, dass deine Erfahrungen für heute ausreichen, danke Erzengel Michael und diesem wundervollen Tempel, an den du jederzeit zurückkehren kannst. Danke auch dem Raum, der in all seiner Pracht allein für dich von der Geistigen Welt und deinem Höheren Selbst erschaffen wurde. Gehe nun die drei Stufen deines Tempels in dem Wissen hinab, dass jede Stufe dich wieder mehr in deinen Wachbewusstsein führt. Laufe deinen Hügel hinunter, und komme mit jedem Schritt weiter in dein Wachbewusstsein. Atme ein paarmal tief ein und aus, und komme zurück ins Hier und Jetzt. Fühle die Unterlage, auf der du sitzt oder liegst. Sei gespannt, welche Ebene der Geistigen Welt du durch deine Reise ab jetzt deutlicher wahrnehmen kannst. Wiederhole diese Reise, sooft du möchtest.

Erzengel Raphael

Erzengel Raphael ist der Engel der Heilung. Er fördert deine Harmonie und Balance.

Mit Erzengel RAPHAEL *Ängste* auflösen

Die Angst als solche ist eine wunderbare Einrichtung unseres Körpers, die uns vor Bedrohungen schützt. Geraten wir in eine Situation, in der wir uns bedroht fühlen, steigt dieses Gefühl als Warnsignal in uns auf, und in den meisten Fällen setzt unser Fluchtinstinkt ein. Wenn wir dann besonnen reagieren, bewahren wir uns vor einem negativen Verlauf der Situation. Angst ist eine starke Energie, und Angst, die nicht gefühlt wird, speichert sich in unseren Zellen und feinstofflichen Körpern ab. Wenn wir uns als Kind verängstigt fühlten und die Erwachsenen in unserem Umfeld uns mit den Worten »Habe doch keine Angst« trösten wollten, haben wir uns selbst nicht erlaubt, dieses Gefühl wahrhaftig zu fühlen, anzunehmen und loszulassen. Dadurch haben wir gelernt, unsere Ängste zu unterdrücken und sie dann in unserem physischen Körper und unseren feinstofflichen Körpern zu speichern. Das hat zur Folge, dass wir uns als Erwachsene ebenfalls unsere Ängste nicht erlauben, diese unterdrücken und in unserem Energiefeld speichern. Diese eingelagerte Energie zeigt sich in heutigen Situationen, in denen wir Angst verspüren. Das Gefühl im Jetzt dockt an das gespeicherte Gefühl an und wird von ihm verstärkt. Ganzheitliche Psychologen gehen davon aus, dass bei starken Ängsten die Ursprungsangst zwanzig Prozent beträgt und achtzig Prozent aus Ereignissen in der Vergangenheit stammen. Diese Aussage hat mir schon in vielen Lebenssituationen geholfen, in denen ich große Angst verspürte.

Unsere Seele will frei sein und im Frieden. Deshalb leitet sie uns immer wieder in Situationen, in denen wir die Gelegenheit haben, unsere alten Ängste zu fühlen. Mithilfe von Erzengel Raphael kannst du die Angst, die in dir gespeichert ist, fühlen, annehmen, bejahen und in seinem smaragdgrünen Licht auflösen. Er ist zusammen mit Erzengel Haniel der Hüter deines Herzens. Wenn du es zulassen kannst, hält und unterstützt er dich bei dem Prozess, deine Angst aufzulösen.

Es gibt die Angst vor etwas Neuem, zum Beispiel, wenn du tief in deinem Herzen den Wunsch verspürst, in ein fremdes Land zu reisen, bei dem Gedanken daran aber Panik verspürst. Wenn wir trotz der Furcht wagen, unserem Herzenswunsch nachzugehen, kann das ein großer, glücklicher Schritt auf unserem Lebensweg sein. Die Angst wandelt sich dann in Stärke.

Es gibt Ängste, die wir von unseren Eltern und Ahnen übernommen haben. Auch diese können auf unserem Lebensweg sehr hinderlich sein. Erzengel Raphael bietet dir heute an, Energien der Angst aus deiner Ahnenreihe, deiner Kindheit und der Gegenwart zu erlösen.

Gebet

Lieber Erzengel Raphael,
halte mich, lasse dein smaragdgrünes Licht
durch mich fließen,
und unterstütze mich dabei,
meine Angst zu wandeln,
sodass Vertrauen sich wieder
in mir ausbreitet.
Ich danke dir.

Engel-Energiebehandlung

Erschaffe dir einen Platz, an dem du ungestört bist. Zünde eine Kerze mit der Intention an, mit Erzengel Raphael in Kontakt zu treten. Wenn du möchtest, sorge für meditative Hintergrundmusik. Diese unterstützt deinen Geist dabei, sich zu öffnen. Atme in dein Herz hinein, und komme ganz in ihm an.
Bitte dein Höheres Selbst um vollkommene Führung, und sprich: »Mein göttliches Höheres Selbst, öffne mein Kronenchakra, mein Herzchakra, mein Basis–chakra, meine Hand- und Fußchakras jetzt so weit, wie es gut für mich ist. Aus der Tiefe meines Seins beschließe ich, keinerlei Fremdenergien anzunehmen. Ich bitte jetzt Erzengel Raphael, seinen smaragdgrünen Strahl in der Intensität durch mich fließen zu lassen, wie es gerade gut für mich ist.«
Das smaragdgrüne Licht von Erzengel Raphael fließt jetzt über dein Kronenchakra in deinen Kopf herein, entspannt deine Stirn, deine Kaumuskulatur und deinen Kiefer. Es erfüllt deinen ganzen Kopf, fließt in deinen Hals und entspannt deine Halswirbelsäule, fließt über die Schulterblätter in deinen Rumpf hinein und wirkt ganz besonders in deinem Herzen. Es strömt in deine Oberarme und Unterarme bis in die Fingerspitzen hinein und über die Beckenschaufel in deine Oberschenkel, Knie und Waden bis in die Füße und die Zehenspitzen hinein.
Lasse dir so viel Zeit, bis dein ganzer Körper vollkommen von dem heilsamen, smaragdgrünen Licht erfüllt ist. Jetzt konzentriere dich auf dein Herz. Stelle dir vor, wie das smaragdgrüne Licht von Erzengel Raphael jede Zelle deines Herzens durchflutet und segnet. Verweile einen Moment in deinem Herzen.
Lasse nun das smaragdgrüne Licht aus deinem Herzen in deinen Brustraum fließen, in deine Schultern und Schulterblätter, in die Oberarme, die Unterarme und bis in die Hände hinein und über deine Handflächen hinaus. Lege jetzt deine Hände auf dein Herz, und spüre, wie das smaragdgrüne Licht aus deinen Händen in dein Herz hereinströmt. Spüre in dein Herz hinein, und frage dich, welche Ängste aus der Vergangenheit oder der Gegenwart du mit der Unterstützung von Erzengel Raphael verwandeln möchtest. Denke an eine Situation, die dich verängstigt, und stelle sie dir vor. Nun bitte erneut um die vollkomme-

ne Führung deines Höheren Selbst. Lasse das Licht von Erzengel Raphael in die Situation der Angst hineinfließen. Stelle dir dich selbst in dieser Situation vor und, wie die unterstützende und liebende Energie Raphaels dich umhüllt, hält und stärkt. Sprich laut oder leise, wie es für dich gut ist: »Angst, ich fühle dich, aber du überwältigst mich nicht. Angst, du darfst da sein. Angst, ich habe dich selbst erschaffen.«

Fühle nun die Angst, und spüre dabei die Unterstützung deines Höheren Selbst. Nimm das grüne Licht von Erzengel Raphael wahr. Nun sprich laut oder leise, wie es richtig für dich ist: »Lieber Erzengel Raphael, unterstütze mich dabei, diese Angst zu spüren und mich trotzdem geborgen und gehalten zu fühlen.«

Stelle dir vor, wie Erzengel Raphael dich in sein smaragdgrünes Licht einhüllt und dich voller Güte, Wärme und Liebe für dich hält. Jetzt, da du die Angst spürst, bitte Erzengel Raphael darum, sie aufzulösen, und stelle dir vor, wie sein Licht durch dich hindurch in die angstauslösende Situation und die Körperteile strömt, in denen du jetzt Angst verspürst. Lasse das smaragdgrüne Licht so lange fließen, bis du den Eindruck hast, die Angst löst sich auf und verwandelt sich in Stärke. Du fühlst dich jetzt freier und leichter. Nimm noch einmal den Schutz und die Liebe Raphaels wahr. Und sprich laut oder leise, so, wie es für dich richtig ist: »Lieber Erzengel Raphael, wandle mit deinem smaragdgrünen Strahl alle Ängste aus der Vergangenheit und der Gegenwart, die jetzt gewandelt werden dürfen. Wandle alle Ängste, die ich meinen Ahnen abgenommen oder aus vergangenen Leben mitgebracht habe und die nicht zum höchsten Wohle meiner Seele sind.«

Die befreiende, sanfte Kraft von Erzengel Raphael erfüllt noch einmal jede Zelle deines Körpers und jeden Energiefunken deines Energiefeldes, deiner Aura. Lasse dir dabei so viel Zeit, bis du das Gefühl hast, dass du auf allen Ebenen von dem heilsamen und wandelnden smaragdgrünen Licht Raphaels erfüllt bist. Verweile so lange in dieser Energie, wie du möchtest. Danke Erzengel Raphael.

Nun bitte dein Höheres Selbst ein weiteres Mal um vollkommene Führung, und bitte es: »Schließe alle meine Chakras so weit, wie es jetzt gut für mich ist, und lasse so viel Energie in mir, wie ich gerade brauche.«

Lege deine Hände auf den Fußboden, und schenke Mutter Erde deine überschüssige Energie. Genieße den Tag.
Diese Behandlung mit der Energie von Erzengel Raphael kannst du so oft wiederholen, wie du möchtest. Nach jeder Sitzung wirst du feststellen, dass du dich freier und leichter fühlst. Du wirst einen heilsamen Umgang mit deinen Ängsten finden.

Meditative Heilreise

Erschaffe dir einen Platz, an dem du ungestört bist. Zünde eine Kerze mit der Intention an, mit den Erzengel Raphael in Kontakt zu treten. Sorge für meditative Hintergrundmusik. Diese unterstützt deinen Geist dabei, sich zu öffnen.

Atme ein paarmal tief ein und aus, und komme ganz bei dir an. Stelle dir jetzt vor, du stehst oben vor einer wunderschönen, perlmuttfarbenen Wendeltreppe. Diese Wendeltreppe hat genau zehn Stufen, die dich in deine Herzenskammer führen, einen smaragdgrünen Raum, der von Gold durchwoben ist und in dem eine Energie der vollkommenen Liebe, Geborgenheit und Heilung herrscht.

Atme noch einmal tief ein und aus, und bitte dein Höheres Selbst um vollkommene Führung. Spüre, wie du immer mehr bei dir ankommst. Gehe jetzt die zehn Stufen in dem Wissen hinunter, dass jede einzelne Stufe dich tiefer in dein spirituelles Bewusstsein führt. Jede Stufe, die du nimmst, entspannt dich noch tiefer, und du kommst zunehmend bei dir an. Wenn du auf der untersten Stufe angelangt bist, blickst du in deine Herzenskammer. Einen Raum, der erfüllt ist vom smaragdgrünen Licht der Heilung und der Liebe für dich. Gehe den letzten Schritt in deine Herzenskammer hinein, und lasse seine liebevolle, erfüllende und heilsame Energie in jede Zelle deines Seins fließen. Nimm diesen Raum mit deinem ganzen Bewusstsein wahr. Du entdeckst in ihm jetzt einen wunderschönen, weichen, bequemen und dich einladenden Sessel. Setze dich in diesen hinein, und atme noch einmal tief ein und aus. Bitte dein Höheres Selbst um vollkommene Führung, und stelle dir vor, wie eine liebevolle Person aus goldenem Licht hinter dir steht und dich in eine Energie des

Vertrauens und der Verbundenheit einhüllt. Du fühlst dich geborgen, gehalten und geliebt.

Gegenüber deines Sessels befindet sich eine Tür, durch die jetzt das Licht und die Energie von Erzengel Raphael in deine Herzenskammer fließen. Die Tür öffnet sich, und dein ganzer Raum füllt sich mit einer unendlichen Liebe und den Kräften der Heilung und Unterstützung für dich. Vielleicht nimmst du Erzengel Raphael in seiner Gestalt wahr, als Licht oder als Energie, oder du stellst ihn dir vor. Und nun sprich laut oder leise, wie es für dich richtig ist: »Lieber Erzengel Raphael, ich bin jetzt bereit, meine Ängste mit deiner Unterstützung anzunehmen und zu verwandeln.«

Möchtest du eine Situation aus der Gegenwart transformieren, kannst du jetzt alle Menschen, die an ihr beteiligt sind, in deine Herzenskammer einladen. Jeder dieser Menschen wird von einem Engel begleitet in deine Herzenskammer gebracht. Falls du eine Situation aus der Vergangenheit befreien möchtest, kannst du die beteiligten Menschen und dich selbst aus der damaligen Zeit in deine Herzenskammer einladen. Auch dann wird jeder Mensch von einem Engel begleitet hereingeführt.

Nun lasse dich noch einmal ganz von der Energie von Erzengel Raphael einhüllen, und bitte ihn: »Lieber Erzengel Raphael, leite mich an und unterstütze mich dabei, meine Ängste zu wandeln.«

Stelle dir vor, dass alle Beteiligen von dem Licht von Erzengel Raphael erfüllt werden, dich eingeschlossen. Sprich laut oder leise, wie es für dich richtig ist: »Ich übernehme die Verantwortung für meine Ängste. Ich fühle sie, bejahe sie und lasse jetzt zu, dass Erzengel Raphael sie in Licht und Liebe verwandelt. Ich bitte Erzengel Raphael darum, alle Ängste aus der Vergangenheit, die ich selbst gebildet oder von meiner Ahnenreihe übernommen habe und die nicht zum höchsten Wohle meiner Seele sind, jetzt zu befreien. Bitte transformiere auch all die Ängste, die ich in mir gespeichert habe, die Ängste aus der Gegenwart.«

Stelle dir vor, dass nun jeder einzelne Mensch und die gesamte Situation sowie alle Gefühle und Emotionen, die mit dieser einhergehen, von dem smaragdgrünen Licht von Erzengel Raphael durchdrungen werden. Fühle in dich hinein, und lasse dich von dieser wandelnden Kraft berühren. Nimm die

Befreiung wahr, und leite das Licht Raphaels in dir überall dorthin, wo du alte Ängste verspürst. Lasse es durch dich fließen, bis du freier und glücklicher bist und Harmonie in dir wahrnimmst. Erlebe, wie sich Liebe und Licht in dir ausbreiten. Danke allen Beteiligten und Erzengel Raphael.

Bitte jetzt die Engel, die die Menschen in diesen Raum geführt haben, diese wieder aus deiner Herzenskammer zu begleiten. Stelle dir vor, wie dein Raum sich leert und nur noch du geschützt, erleichtert und befreit in deiner Herzenskammer verweilst. Bleibe dort so lange, wie du möchtest. Gehe dann deine Wendeltreppe Stufe für Stufe in dem Bewusstsein wieder hinauf, dass jede Stufe dich weiter zurück ins Hier und Jetzt führt. Wenn du die letzte Stufe erreicht hast, bist du wieder ganz im Wachbewusstsein angekommen. Genieße deinen Tag.

Mit Erzengel RAPHAEL dein *Herzchakra* harmonisieren

Das Herzchakra ist ein Energiezentrum, das sich sowohl innerhalb als auch außerhalb unseres Körpers befindet. In vielen Weisheitslehren werden die Chakras als das wichtigste System für die Heilung angesehen. Denn in ihnen sind nicht nur die körperlichen Disharmonien gespeichert, sondern auch jegliche Form von Erlebnissen aus diesem und vergangenen Leben und aus unserer Ahnenreihe, die nicht in Harmonie sind. Alles in unserem Kosmos will in Harmonie sein. Alles, was in Disharmonie ist, staut sich, wird zu einer Blockade und verhindert den freien Fluss des Lebens. Dieser ist die Voraussetzung für ein Leben in Liebe, Fülle, Verbundenheit und Glück. Erzengel Raphael unterstützt uns mit seinen fein schwingenden, heilsamen Energien dabei, unschöne Erlebnisse auf allen Ebenen zu harmonisieren.

Unser Herz hat die größte energetische Ausstrahlung – das können wir mit der heutigen Technik physisch messen. Wenn wir einem Menschen begegnen, mit dem wir in Verbindung sind, können wir seine Herzensenergie wahrnehmen. Oft ist uns das nicht klar, sondern geschieht unbewusst, und wir fühlen, wie sein oder ihr Herz zu diesem Zeitpunkt schwingt. Leider haben wir in dieser Gesellschaft verlernt, über unsere Gefühle zu sprechen, insbesondere darüber, wenn wir traurig oder unzufrieden sind. Die meisten Menschen antworten auf die Frage, wie es ihnen geht, mit »gut«, auch wenn es nicht stimmt. Und doch wirst du die Menschen, mit denen du verbunden bist, immer spüren, von Herz zu Herz.

Erzengel Raphael ist ein kraftvoller Begleiter in der Herzensheilung, der Selbstbehandlung sowie der Heilreise dieses Kapitels. Er wird dich von karmischen Energien befreien, disharmonische Energien aus deiner Ahnenreihe auflösen und, wenn du bereit bist, alte, belastende und blockierende Energien aus deiner Vergangenheit umwandeln.

Gebet

Lieber Erzengel Raphael,
heile, befreie und
harmonisiere mein Herzchakra.
Ich bin bereit, Blockaden und
disharmonische Schwingungen aus meiner
Vergangenheit, vergangenen Leben
und aus meiner Ahnenreihe
jetzt loszulassen.
Ich danke dir.

Engel-Energiebehandlung

Sorge dafür, dass du für die Zeit der Selbstbehandlung ungestört bist. Kreiere dir einen Platz, an dem du gut liegen oder sitzen kannst. Meditative Musik kann dich dabei unterstützen, in der Entspannung zu bleiben. Zünde eine Kerze mit der Intention an, Erzengel Raphael einzuladen.

Bitte dein Höheres Selbst um vollkommene Führung. Spüre, wie das goldene Licht der liebevollen Unterstützung dich jetzt einhüllt und stärkt. Sprich folgende Worte laut aus: »Mein göttliches Höheres Selbst, öffne mein Kronenchakra, mein Herzchakra, mein Basischakra, meine Hand- und Fußchakras so weit, wie es für mich gut ist. Aus der Tiefe meiner Seele beschließe ich, keinerlei Fremdenergien anzunehmen. Ich bitte jetzt Erzengel Raphael, sein smaragdgrünes Licht in der Intensität durch mich fließen zu lassen, wie es gerade gut für mich ist.«

Der heilsame, smaragdgrüne Strahl von Erzengel Raphael fließt nun sanft und liebevoll durch dein Kronenchakra in jede Zelle deines Kopfes und erfüllt sie mit seinem heilsamen Licht. Entspannung und Harmonie breiten sich in deinem Kopf aus. Der smaragdgrüne Strahl fließt weiter in deinen Hals und hinterlässt in jeder Zelle Harmonie und heilsames Licht. Durch deinen Hals fließt er in deinen Rumpf. Diese heilsame Energie erfüllt jetzt jede Zelle deines Rumpfes und lässt sie voll Harmonie leuchten. Sie fließt weiter über deine Oberarme in deine Unterarme in deine Hände hinein und über deine Handchakras hinaus. Das Licht strömt über deine Beckenschaufel in deine Oberschenkel, deine Knie und deine Waden bis in die Zehenspitzen. Lasse nun zu, dass jeder Bereich deines Körpers in der liebevollen Schwingung des smaragdgrünen Strahls zu leuchten beginnt. Spüre und genieße diese liebevolle Kraft.

Lege jetzt deine Hände auf dein Herzchakra. Aus deinen Handflächen strömt das Licht von Erzengel Raphael in dein Herz hinein. Nun sprich folgendes Gebet laut aus: »Lieber Erzengel Raphael, reinige, heile und befreie, aktiviere und zentriere mich. Schütze mein Herzchakra und jede Zelle meines physischen Herzens. Befreie mich von karmischen Disharmonien und belastenden Energien meiner Ahnenreihe. Ich bin bereit, alte, belastende und destruktive Energien aus meiner Vergangenheit loszulassen und mich durch deinen smaragdgrünen, gnadenvollen Strahl von Groll und Energien der Schuld befreien zu lassen. Ich danke dir.«

Bleibe so lange in diesem heilsamen, harmonisierenden Licht von Erzengel Raphael, bis du das Gefühl hast, dass Harmonie und Heilung dein Herz erfüllen. Wenn du deine Selbstbehandlung beenden möchtest, lege deine Hände auf den Fußboden, und sprich folgende Worte laut aus: »Mein göttliches Höheres Selbst, schließe meine Chakras so weit, wie es jetzt gut für mich ist, und lasse so viel Energie in mir, wie ich gerade brauche. Die überschüssige Energie schenke ich Mutter Erde.«

Meditative Heilreise

Du kannst diese Reise sitzend oder liegend durchführen. Gut ist, wenn du dabei ganz ungestört bist und dich geschützt und behütet fühlst. Zünde eine Kerze mit der Intention an, Erzengel Raphael zu dir einzuladen. Atme ein paarmal tief ein und aus, und entspanne dich so gut wie möglich. Bitte dein Höheres Selbst darum, dich zu begleiten. Du spürst seine Präsenz schon bei dem Gedanken an es. Dein Höheres Selbst ist bei dir, sein Licht hüllt dich ein, stärkt und unterstützt dich.

Du stehst jetzt oben vor einer perlmuttfarbenen Wendeltreppe. Diese hat genau zehn Stufen, die dich hinab in dein Herz führen werden. Bei jeder Stufe, die du nimmst, wirst du von deinem Höheren Selbst begleitet und in eine tiefere Ebene deines spirituellen Bewusstseins getragen. Gehe jede Stufe ganz bewusst hinunter, und spüre, wie du dich zunehmend entspannst. Auf der letzten Stufe kannst du schon in deine Herzenskammer blicken. Ein Licht der Fürsorge und der Liebe für dich strömt aus diesem Raum zu dir her. Tritt hinein in deine Herzenskammer, und lasse dich vollständig von Liebe, Fürsorge und Geborgenheit umfangen. Wenn du ganz davon ausgefüllt bist, entdeckst du, dass sich in deiner Herzenskammer eine Tür befindet, auf der in goldenen Buchstaben »Erzengel Raphael« geschrieben steht.

Vielleicht kennst du diesen Heilraum bereits, vielleicht betrittst du ihn heute zum ersten Mal. Gehe zu dieser Tür, und öffne sie. Hinter ihr entdeckst du einen Raum, der aus den unterschiedlichsten grünen Kristallen besteht, wie Smaragd oder Malachit, und jedem dieser Kristalle entströmt eine heilsame, harmonisierende Energie. Heute steht in diesem Raum ein wunderschöner, goldener Thron. Dieser Thron lädt dich ein, dich hineinzusetzen. Du nimmst wahr, dass er wie für dich geschaffen ist. Er hält dich geborgen. Gegenüber deines Throns entdeckst du eine Tür. Durch diese wird gleich Erzengel Raphael eintreten. Gib ihm jetzt die Erlaubnis, deinen Heilraum zu betreten, und die Tür öffnet sich. Ein leuchtendes, liebevolles, dir ganz zugewandtes Engelwesen betritt den Raum. Du spürst seine Energie, die sich wie ein samtener, Liebe spendender Mantel um deine Schultern legt, und Harmonie breitet sich in dir aus. Nun sprich folgendes Gebet: »Erzengel Raphael, ich danke dir, dass du mich heute mit deinem heilsamen Wesen dabei unterstützt, mein Herzchakra zu heilen und zu harmonisieren.«

Die Energie dieses lichten Wesens ist dir jetzt ganz nah. Du kannst sie in deinem Herzen und an deinem Rücken spüren. Nun sprich: »Ich bitte dich jetzt, Erzengel Raphael, befreie mich von disharmonischen Energien meiner Vergangenheit, unterstütze mich dabei, Groll und Schuld los- und Harmonie und Heilung zuzulassen. Löse alte Blockaden aus vergangenen Leben in mir, und entferne alle disharmonischen Energien aus meinem Energiefeld und meinem physischen Körper, die ich von meiner Ahnenreihe übernommen habe. Ich danke dir aus ganzem Herzen.«

Der heilsame Strom von Erzengels Raphael erfüllt jetzt dein physisches Herz sowie dein Herzchakra und deine ganze Mitte. Dein Brustraum wird vollkommen von dem smaragdgrünen Licht durchdrungen, das heilsam in dir und um dich herum wirkt. Wenn du das Gefühl hast, dass Harmonie sich in dir ausgebreitet hat, danke Raphael.

In deinem Raum manifestiert sich jetzt ein wunderschöner Baum, der Baum deiner Ahnen. Lasse die Heilkräfte, die du soeben selbst erfahren hast, in diesen Baum hineinfließen. Stelle dir vor, wie die Harmonie, die jetzt deinem Herzen innewohnt, über eine Regenbogenbrücke zu diesem Baum fließt. Lasse jedes Blatt, jeden Zweig, den ganzen Stamm von diesem Licht erfüllen. Sprich dabei folgendes Gebet: »Lieber Erzengel Raphael, ich danke dir für deine Heilung. In Dankbarkeit und Verbundenheit bitte ich dich, mich zu unterstützen und meiner ganzen Ahnenreihe Harmonie für ihre Herzen zu schenken. Möge es allen meinen Ahnen gut ergehen, mögen ihre Herzen frei von Furcht sein, und mögen sie sich auf ihrem Seelenweg sicher fühlen.«

Lasse das Licht der Harmonie so lange strömen, bis du das Gefühl hast, deine Ahnen haben es empfangen. Dann lasse die Regenbogenbrücke zurück in dein Herz fließen, und danke Erzengel Raphael für all sein Wirken in und mit dir. Nimm noch einmal diesen wunderschönen Raum wahr, und verabschiede dich von Erzengel Raphael. Stehe auf, gehe zur Tür, und kehre zurück in deine Herzenskammer. Steige die zehn Stufen deiner Treppe in dem Wissen hinauf, dass jede Stufe dich weiter zurück in das Wachbewusstsein führt. Wenn du auf der obersten Stufe angelangt bist, bist du wieder im Hier und Jetzt. Genieße dich selbst und deinen Tag.

Mit Erzengel RAPHAEL deinen *Körper heilen*

Der Name »Raphael« wird aus dem Hebräischen übersetzt als »Gott heilt«. Erzengel Raphael ist der Engel der Heilung. Sein smaragdgrünes Licht hat die Fähigkeit, körperliche Disharmonien in Balance zu bringen, wenn es zum höchsten Wohle der Seele ist und der Mensch diese Heilung zulassen kann. Können wir den heilsamen, smaragdgrünen Strahl Raphaels empfangen, können wir ihn auch durch jede Zelle unseres Körpers fließen lassen. Deine physischen Zellen werden von seinem Licht erfüllt, und Heilung kann geschehen.

Ich glaube daran, dass der Geist die Materie führt. Das heißt, durch unsere Gefühle und Gedanken werden im Gehirn Reaktionen ausgelöst und Botenstoffe in unsere Zellen gesendet. Sind wir glücklich und ausgelassen und freuen uns des Lebens, werden positive Energien in die Zellen gesendet, und diese werden durch Harmonie genährt. Geht es uns psychisch nicht gut, haben wir vielleicht sogar Schocks und Traumata erlebt, wird auch diese Information an die Zellen weitergeleitet und dort gespeichert.

Erzengel Raphael löst mit seinem smaragdgrünen Licht Disharmonien auf und unterstützt unsere Zellen dabei, in vollkommener Harmonie zu schwingen. Je fester du daran glaubst, dass das geschehen kann, desto intensiver ist die Wirkung. Denn auch hier führt dein Geist die Materie. Von deinem Glauben hängt maßgeblich die Intensität der empfangenen Heilung ab.

Ich gehe auch davon aus, dass jede Disharmonie im Körper einen seelischen Ursprung hat. Deshalb hilft uns Raphael auch dabei, in unseren Gedanken und Gefühlen Harmonie zu erlangen und positive Signale in unseren Körper zu senden.

Gebet

Lieber Erzengel Raphael,
dein smaragdgrüner Strahl fließt
durch mich und schenkt mir Heilung
sowie Harmonie.
Ich danke dir dafür.

Engel-Energiebehandlung

Für die Behandlung mit Erzengel Raphael empfehle ich dir, einen Platz zu erschaffen, an dem du gemütlich liegen kannst. Es sollte ein Ort sein, an dem du ungestört und geschützt bist. Leise, meditative Musik kann dich dabei unterstützen, in der Entspannung zu bleiben. Zünde eine Kerze mit der Intention an, jetzt Erzengel Raphael einzuladen.

Atme in dein Herz hinein, und komme ganz in ihm an. Sprich folgende Worte laut aus: »Mein göttliches Höheres Selbst, öffne mein Kronenchakra, mein Herzchakra, mein Basischakra, meine Hand- und Fußchakras jetzt so weit, wie es für mich gut ist. Aus der Tiefe meiner Seele beschließe ich, keinerlei Fremdenergien anzunehmen. Ich bitte jetzt Erzengel Raphael, seinen smaragdgrünen Strahl in der Intensität durch mich fließen zu lassen, wie es mir guttut.«

Das grüne Licht von Erzengel Raphael strömt über dein Kronenchakra in dich herein und erfüllt deinen ganzen Kopf. Nimm wahr, wie jede Zelle darin jetzt von dem smaragdgrünen Licht Raphaels erfüllt ist und sich Harmonie und Heilung in dir ausbreiten. Das heilsame, harmonisierende Licht fließt in deinen Hals und erfüllt auch dort jede Zelle. Es fließt weiter in deine Schultern, deine Schulterblätter, deinen ganzen Rumpf. Stelle dir vor, dass jede Zelle deines Rumpfes beginnt, in dem smaragdgrünen Licht des Erzengels zu leuchten. Spüre, wie lichte Heilung deine Zellen sanft erfüllt. Das liebevolle und heilsame Licht strömt über die Schulterblätter in deine Oberarme und Unterarme bis in die Hände hinein. Auch hier beginnt jede Zelle, im smaragdgrünen Licht zu leuchten. Nun fließt der heilsame, Harmonie spendende Strom über die Beckenschaufel in deine Oberschenkel, deine Knie und deine Waden bis in die Füße hinein. Der heilsame, lichte Strom hinterlässt in jeder Zelle Heilung und Harmonie. Lasse dir Zeit, bis du das Gefühl hast, jede Zelle ist erfüllt.

Atme noch einmal in dein Herz hinein, und komme ganz dort an. Lege deine Handflächen auf dein Herz. Über diese strömt jetzt das smaragdgrüne Licht in dein Herz hinein. Verbinde dich mit deinem Herzen, und nimm die heilsamen Energien wahr. Wenn du das Gefühl hast, du bist ganz mit deinem Herzen verbunden und dein Herz ist vollständig angefüllt mit dem Licht des Erzengels, lege deine Hände auf die Körperpartien, in denen du Disharmonie

wahrnimmst. Nähre sie mit dem smaragdgrünen Strahl, der jetzt aus deinen Handflächen von außen in deinen Körper hereinfließt. Sprich dabei folgende Worte laut: »Lieber Erzengel Raphael, in deinem heilsamen Licht kommen meine Körperzellen in Harmonie. Ich bitte dich, bringe auch meine Gedanken und Gefühle in Einklang. Unterstütze mich dabei, aus meinem Herzen heraus zu handeln und meinen Verstand zur Ruhe zu bringen. Ich bin bereit, deine Heilung zuzulassen. Ich danke dir.«
Bleibe in dieser dich einhüllenden, harmonisierenden und liebevollen Energie, bis du das Gefühl hast, du bist in deinem Herzen angekommen und deine Zellen strahlen positive Schwingungen aus. Danke Erzengel Raphael, lege deine Hände auf den Fußboden, und sprich laut: »Mein göttliches Höheres Selbst, schließe meine Chakras jetzt so weit, wie es für mich gut ist, und lasse so viel Energie in mir, wie ich brauche.«
Nimm wahr, wie das überschüssige Licht in Mutter Erde hineinfließt und diese segnet.

Meditative Heilreise

Gestalte dir einen Ort, an dem du dich wohl-, geschützt und entspannt fühlst. Sorge dafür, dass du ungestört bist. Du kannst dich bei deiner Reise von leiser Hintergrundmusik begleiten lassen. Zünde eine Kerze mit der Intention an, dass du jetzt Erzengel Raphael zu dir einlädst.

Setze oder lege dich in eine entspannte Position. Nimm ein paar tiefe Atemzüge, und spüre, wie du immer mehr in dir ankommst.

Stelle dir vor, du stehst jetzt oben vor einer wunderschönen, perlmuttfarbenen Wendeltreppe. Diese Wendeltreppe führt dich in dein Herz. Atme in dein Herz hinein, und bitte dein Höheres Selbst darum, dich zu begleiten. Du nimmst dieses als eine lichte, liebende Person hinter dir wahr. Lasse zu, dass sein liebevolles, unterstützendes Licht dich jetzt vollkommen erfüllt.

Deine Wendeltreppe besitzt zehn Stufen. Sie führen dich hinab in eine tiefere Ebene, auf der du dein spirituelles Bewusstsein besser wahrnehmen kannst. Gehe jetzt Stufe für Stufe nach unten in dem Wissen, dass du dich immer mehr entspannst und immer tiefer in dein spirituelles Bewusstsein kommst. Wenn du auf der letzten Stufe angekommen bist, erblickst du einen smaragdgrünen Raum, der von Gold durchwoben ist. Sein Licht und seine Energie hüllen dich in Geborgenheit, Sanftheit und Liebe ein. Gehe den letzten Schritt in deine Herzenskammer hinein, und lasse dich von seiner Energie erfüllen und stärken. Nun erblickst du in deinem Raum einen wunderschönen Sessel, der dich magisch anzieht. Du setzt dich in diesen hinein und spürst die Geborgenheit, die dich nun umfängt. Gegenüber des Sessels entdeckst du eine Tür. Auf dieser steht in goldenen Buchstaben »Erzengel Raphael« geschrieben.

Hinter dieser Tür befindet sich dein Heilraum. Ein Raum, in dem du Harmonie und Heilung erfährst und in dem du auch anderen Menschen heilende Energien senden kannst. Bitte dein Höheres Selbst erneut um vollkommene Führung. Dann stehe auf, und begib dich zu der Tür. Nimm den Türgriff in die Hand, und wisse: Wenn du diese Tür jetzt öffnest, gelangst du in einen Raum voller wunderschöner Smaragde und anderer grüner Kristalle. Alle grünen Heilsteine, die es auf unserem Planeten gibt, sind in diesem Raum vereint, um dich zu unterstützen. Du öffnest jetzt die Tür und trittst ein in die grün funkelnde, irisierende, heilsame und dich umschmeichelnde Energie, die von den Kristallen ausgeht. Du entdeckst inmitten des Raumes eine weich gepolsterte Ottomane mit wunderschönen Kissen. Schließe die Tür hinter dir, und lege dich hin. Du fühlst dich vollkommen gehalten und gestützt. Jetzt sprich folgenden Satz laut aus: »Lieber Erzengel Raphael, ich bin bereit, deine heilenden Kräfte zu empfangen und vollkommene Harmonie in jeder Zelle meines Körpers und auch in meinem Geist zuzulassen.«

Du spürst Erzengel Raphael als liebendes, unendlich sanftes und feines, zugleich kraftvolles und strahlendes Wesen vor dir erscheinen. Vielleicht siehst du sogar seine Gestalt oder kannst seine Farben wahrnehmen. Auf spiritueller Ebene steht jetzt fest, dass Erzengel Raphael bei dir ist. Sein smaragdgrüner Strahl der heilsamen, dich erhebenden und harmonisierenden Energie fließt jetzt in jede Zelle deines Körpers. Und falls du irgendwo in deinem Körper Disharmonie, Anspannung oder Verspannungen wahrnimmst, so bitte Raphael darum, ganz besonders diese Stellen mit seinem heilsamen Licht zu durchströmen. Lasse dich von Erzengel Raphael behandeln. Es ist ihm eine Freude, dir seine heilenden Energien zu schenken. Spüre seine Liebe zu dir, und nimm wahr, wie jede Zelle deines Körpers von seinem smaragdgrünen Licht umhüllt und erfüllt wird. Gehe mit deinem Bewusstsein durch jede Zelle deines Körpers, und lasse dich heilsam von Erzengel Raphael berühren. Denke währenddessen: »Ich lasse die Heilung von Erzengel Raphael zu, ich lasse Heilung geschehen.«

Wenn du ganz von Licht erfüllt und umhüllt bist, bemerkst du, dass die Energie von Erzengel Raphael deine Schwingung angehoben hat. Danke ihm für sein Wirken. Seine Energie zieht sich nun zurück, doch seine Liebe und Präsenz bleiben. Setze dich auf, und nimm noch einmal die Wirkung dieser wundervollen Behandlung wahr. Überlege dir, ob es jemanden gibt, der zurzeit ebenfalls Heilung benötigt. Wenn du möchtest, kannst du aus deinem Herzen eine Regenbogenbrücke zu diesem oder diesen Menschen fließen lassen. Du kannst jetzt auch das smaragdgrüne Licht, das du selbst erhalten hast, weiterverschenken. Seine heilende Wirkung auf dich wird dadurch nicht geringer. Sprich dafür folgende Worte: »Mein göttliches Höheres Selbst, führe mich. Ich danke Raphael für das smaragdgrüne Licht der Heilung und sende es jetzt zum Wohle der Person/der Personen, zu der/denen ich die Energie nun fließen lasse.«

Stelle dir jetzt vor, wie das smaragdgrüne Licht über die Regenbogenbrücke deines Herzens zu dem oder den anderen Menschen fließt. Halte diesen Energiestrahl so lange aufrecht, bis du das Gefühl hast, dieser Mensch ist oder diese Menschen sind erfüllt von ihm. Dann lässt du die Regenbogenbrücke wieder zurück in dein Herz fließen.

Danke Erzengel Raphael und deinem Höheren Selbst. Nimm deinen wundervollen Heilraum wahr. Wenn du möchtest, berühre die Kristalle an der Wand und spüre ihre Wirkung.

Und wenn du so weit bist, verlasse deinen Heilraum durch die Tür, und kehre zurück in deine Herzenskammer. Schreite dann die zehn Stufen deiner Wendeltreppe in dem Wissen hinauf, dass jede Stufe dich mehr in das Wachbewusstsein trägt. Wenn du die letzte Stufe hinaufgegangen bist, befindest du dich wieder im Hier und Jetzt. Genieße den Tag.

Mit Erzengel RAPHAEL lernen, dem Herzen zu *vertrauen*

Erzengel Raphael verbindet uns mit unserer Herzenskraft. In der westlichen Welt haben wir gelernt, dass uns der Verstand leiten soll und dass Herzensentscheidungen nicht vernünftig sind. Mittlerweile hat jedoch auch die Wissenschaft erkannt, dass man auf sein Bauchgefühl hören sollte. Der Mensch hat Instinkte, die ihn vor schlechten Erlebnissen beschützen können. Sagt dein Herz »Hier stimmt etwas nicht«, dein Verstand jedoch »Höre nicht auf das Herz«, solltest du eher deinem Herzen folgen. In unserem Verstand sind unsere Erfahrungen aus der Vergangenheit gespeichert. Wenn wir etwas nur mit dem Kopf abwägen, lernen wir aus der Vergangenheit. Das ist grundsätzlich etwas Gutes, aber eine neue Idee, Mut, neue Wege zu gehen, alte Pfade hinter uns zu lassen, um positive Veränderung in unserem Leben zu erfahren – das finden wir nur, wenn wir auf unser Herz hören. Es wird uns immer dazu anleiten, den Weg der Liebe und des Mutes zu gehen anstatt den der Anklage, der Angst, der Wut oder der Trennung. Vielleicht warst du einmal in einer Situation, in der du impulsiv etwas gesagt hast, was andere Menschen verletzt und was du später bereut hast, nachdem du noch einmal mit Liebe auf die Situation geschaut hattest. Dein Herz lehrt dich, liebend zu handeln.

Erzengel Raphael erfüllt und unterstützt dich mit seinem smaragdgrünen Licht. Zusammen mit Erzengel Haniel ist er der Hüter unseres Herzens und unterstützt uns dabei, mit unserer Herzensweisheit in Kontakt zu treten. Diese bezieht immer die Liebe mit ein – zu uns selbst und zu allen Beteiligten. Auch das Vertrauen, dass wir behütet sind, wohnt in unserem Herzen. Das Licht von Erzengel Raphael verbindet deinen Verstand mit deinem Herzen, und im besten Fall setzt der Verstand die Wünsche deines Herzens um.

Ganzheitliche Energetiker haben festgestellt, dass unser Herz die größte Energieausstrahlung des ganzen Körpers besitzt. Bevor wir überhaupt mit einem Menschen gesprochen haben, haben unsere Herzen sich bereits verbunden. Deshalb bist du manchmal in der Lage, zu fühlen, wie es anderen Menschen geht.

Gebet

Lieber Erzengel Raphael,
erfülle mich mit deinem smaragdgrünen Licht
auf allen Ebenen meines Seins.
Stärke meine Herzenskraft,
und unterstütze mich dabei, der Liebe
meines Herzens zu folgen.
Ich danke dir.

Engel-Energiebehandlung

Erschaffe dir einen Platz, an dem du ungestört bist. Zünde eine Kerze mit der Intention an, mit Erzengel Raphael in Kontakt zu treten. Sorge für meditative Hintergrundmusik, diese unterstützt deinen Geist, sich zu öffnen. Atme in dein Herz hinein, und komme ganz in ihm an. Bitte dein Höheres Selbst um vollkommene Führung, und sprich: »Mein göttliches Höheres Selbst, öffne mein Kronenchakra, mein Herzchakra, mein Basischakra, meine Hand- und Fußchakras jetzt so weit, wie es gut für mich ist. Aus der Tiefe meines Seins beschließe ich, keinerlei Fremdenergien anzunehmen. Ich bitte jetzt Erzengel Raphael, seinen heilsamen Strahl in der Intensität durch mich fließen zu lassen, wie es gerade gut für mich ist.«

Das smaragdgrüne Licht von Erzengel Raphael fließt jetzt über deinen Kopf, durch dein Kronenchakra, in dich herein. Es entspannt deine Stirn, deine Kaumuskeln und deinen Kiefer. Es erfüllt deinen ganzen Kopf, fließt in deinen Hals und entspannt deine Halswirbelsäule. Es fließt weiter über deine Schulterblätter in deinen Rumpf hinein und ganz besonders in dein Herz. Nimm wahr, wie sich das Licht in dein Herz webt, es mit Liebe füllt und zum Leuchten bringt.

Sobald dein Herz vollkommen erfüllt ist, lasse den liebenden Strom des grünen Lichtes ganz bewusst in alle Zellen deines Körpers fließen, und genieße diesen Zustand.
Nun stelle dir vor, wie das smaragdgrüne Licht aus deinen Handflächen fließt. Lege deine Hände auf dein Herz, und lasse den Strom liebender Energie in dein Herz fließen.
Jetzt überlege dir, zu welcher Situation in deinem Leben du dein Herz befragen möchtest. Willst du neue Wege gehen und weißt noch nicht, wofür du dich entscheiden sollst? Gibt es Auseinandersetzungen mit anderen Menschen, in denen du nicht weiterweißt? Fühle dich in die Gegebenheiten hinein, die du heute bearbeiten möchtest. Atme tief ein und aus, und mit dem nächsten Ausatmen befindest du dich in deinem Herzen. Fühle die Liebe, die Unterstützung und das weise Licht, das dich jetzt erfüllt. Bitte dein Höheres Selbst und Erzengel Raphael, dass du mit ihrer Hilfe die Botschaften deines Herzens verstehst. Öffne dich den Antworten deiner inneren Weisheit. Nimm dir die Zeit, die du brauchst, deiner innewohnenden Weisheit zuzuhören. Es kann ein Gefühl sein, das aufsteigt, Worte, die du hörst, oder vielleicht tauchen Bilder auf. Wenn es sich für dich gut anfühlt, komme zurück ins Hier und Jetzt. Dann lege deine Handflächen auf den Fußboden, und sage laut oder leise: »Mein göttliches Höheres Selbst, schließe meine Chakras so weit, wie es gut für mich ist, und lasse so viel Energie in mir, wie ich brauche. Die überschüssige Energie schenke ich Mutter Erde.« Danke deinem Herzen und deinem Höheren Selbst. Schreibe nun alles auf, was du gesehen, gehört oder gefühlt hast.

Meditative Heilreise

Erschaffe dir einen Platz, an dem du ungestört bist. Zünde eine Kerze mit der Intention an, mit Erzengel Raphael in Kontakt zu treten. Sorge für meditative Hintergrundmusik, diese unterstützt deinen Geist, sich zu öffnen. Atme ein paarmal tief ein und aus, und komme ganz bei dir an. Stelle dir jetzt vor, du stehst oben vor einer wunderschönen, perlmuttfarbenen Wendeltreppe. Diese Wendeltreppe hat genau zehn Stufen, die dich in deine Herzenskammer führen. Deine Herzenskammer ist ein smaragdgrüner Raum, der von Gold durchwoben ist. In ihm herrscht eine Energie der vollkommenen Liebe, der Geborgenheit und der Heilung. Atme noch einmal tief ein und aus, und bitte dein Höheres Selbst um vollkommene Führung. Nimm wahr, wie du immer mehr bei dir ankommst. Gehe jetzt die zehn Stufen in dem Wissen hinunter, dass jede davon dich tiefer in dein spirituelles Bewusstsein trägt. Du entspannst dich mit jedem Schritt mehr, und du kommst zunehmend bei dir an. Wenn du auf der untersten Treppenstufe angelangt bist, schaust du in deine Herzenskammer hinein: einen Raum, der erfüllt vom smaragdgrünen Licht der Heilung und der Liebe für dich ist. Gehe den letzten Schritt hinein, und lasse diese dich erfüllende und heilsame Energie in jede Zelle deines Seins fließen. Nimm diesen Raum mit deinem ganzen Bewusstsein wahr.

In der Mitte des Raums befindet sich ein wunderschöner Sessel, der dich einlädt, dich zu setzen. Gehe zu ihm hin, und lasse dich nieder. Dein Sessel ist bequem, du fühlst dich gehalten und getragen. Jetzt sprich laut oder leise, so, wie es für dich richtig ist: »Lieber Erzengel Raphael, ich bitte dich: Verbinde mich mit meiner Herzensweisheit. Unterstütze mich mit deinem smaragdgrünen Strahl, alte Narben, Schocks und Traumata in meinem physischen und in meinem energetischen Herzen zu heilen. Ich bitte dich, löse in mir die Gefühle von Minderwertigkeit und, falsch gehandelt zu haben, auf.«

Das smaragdgrüne Licht von Erzengel Raphael konzentriert sich nun über deinem Kopf und bildet eine Lichtsäule, die sich sanft und doch wirkungsvoll um dich herumschmiegt. Sie fließt in dich ein und liebkost jede Zelle deines Körpers. Verweile so lange, bis du dich ganz aufgefüllt fühlst. Stelle dir vor, wie dich und besonders dein Herz dieses heilsame und liebende smaragdgrüne Licht durchdringt. Es webt sich in jede Zelle deines Herzens, Anspannung, Verspannungen, Narben, Schocks und Traumata lösen sich in ihm auf und wandeln sich zu reinem Licht und purer Liebe. Nun bitte dein Höheres Selbst: »Mein göttliches Höheres Selbst, leite und führe mich, unterstütze mich, diese Heilung auf allen Ebenen zuzulassen.«

Lasse dir so viel Zeit für die Heilung, wie du brauchst. Wenn du das Gefühl hast, dass sie für heute abgeschlossen ist, löst sich die große, wunderschöne, smaragdgrüne Lichtsäule um dich herum wieder auf. Du siehst dir gegenüber eine Tür, die aus deiner Herzenskammer hinaus und in einen weiteren Herzensraum hineinführt. Wenn du es jetzt möchtest, wird sich gleich diese Tür öffnen, und es kommt ein goldenes, wunderschönes Wesen in deinen Raum – deine personifizierte Herzensweisheit. Vielleicht ist sie männlich, vielleicht ist sie weiblich, und vielleicht ist sie auch beides. Lasse zu, dass du heute deine Herzensweisheit kennenlernst. Schaue auf die Tür, und sie geht auf. Ein goldenes Wesen betritt deinen Raum. Du musst es nicht sehen, du kannst es erahnen oder dir vorstellen. Auf dieser Bewusstseinsebene steht fest, dass du jetzt Kontakt mit der Weisheit deines Herzens hast. Tritt mit ihr in Kontakt, und stelle die Fragen, die du heute stellen möchtest. Es kann sein, dass du Worte hörst, Bilder siehst oder sich Gefühle einstellen. Nimm die Botschaft deiner Herzensweisheit so auf, wie sie heute erscheint.

Nachdem du deine Antworten erfahren hast, bitte Erzengel Raphael: »Lieber Erzengel Raphael, verbinde meine Weisheit des Herzens mit meinem Verstand. Ich entscheide mich heute, meinem Herzen zuzuhören. Meinem Verstand gebe ich den Auftrag, meinem Herzen zu folgen.«

Stelle dir vor, wie das Wesen deiner Weisheit einen Lichtstrahl in deinen Verstand schickt und dein Verstand einen Lichtstrahl zurücksendet. Bleibe eine Weile in dieser Verbindung, um sie stabil werden zu lassen. Fühle sie, segne sie, genieße sie, und bleibe so lange in ihr, wie du möchtest. Wenn du das Gefühl hast, dass deine Herzensweisheit ganz mit deinem Verstand verbunden ist, bitte dein Höheres Selbst um vollkommene Führung. Bitte dein Höheres Selbst, dich in deine Mitte zu führen. Nimm wahr, wie du ganz bei dir ankommst. Die Weisheit deines Herzens wird immer in diesem Raum auf dich warten, du kannst jederzeit mit ihr in Kontakt treten. Auch Erzengel Raphael wird immer für dich hier sein. Danke ihm, danke deiner Weisheit, und danke deinem Verstand.

Stehe wieder auf, und gehe zu deiner Treppe. Steige Stufe für Stufe in dem Wissen hinauf, dass sie dich mehr ins Wachbewusstsein führt. Wenn du auf der zehnten Stufe angekommen bist, atme ein paarmal tief ein und aus. Du befindest dich wieder ganz im Hier und Jetzt. Schreibe alle Botschaften, die du von deiner Herzensweisheit erhalten hast, auf.

Erzengel Uriel

Erzengel Uriel erscheint oft in rubinrotem Licht. Er ist der Hüter des Basischakras, das mit Mutter Erde verbunden ist.

Mit Erzengel URIEL das Basischakra harmonisieren, *Vitalität* und *Kraft* leben

Wenn unser Basischakra aktiviert und in Harmonie ist, schenkt es uns Sicherheit, Stabilität, Vitalität und Erdung. Ist es jedoch blockiert, kann es vorkommen, dass wir uns kraftlos, verunsichert und instabil fühlen. Störungen im Basischakra werden beispielsweise durch Familienprobleme, Vertrauensverlust und Mangel auf allen Ebenen ausgelöst. Wenn wir bereits in der Kindheit Mangel erleben oder durch viele Streitigkeiten in der Familie verunsichert sind, kann unser Basischakra blockiert sein. Die Trennung von einem Partner oder ein Verrat durch einen geliebten Menschen lösen ebenfalls Disharmonien im Basischakra aus. Auch, wenn wir viel reisen und uns nicht die Zeit nehmen, an einem Ort vollständig anzukommen und uns mit Mutter Erde zu verbinden, wird das Basischakra belastet. Uns geht die Kraft verloren, und wir spüren einen Mangel an Vitalität.

Dein Basischakra ist verbunden mit Mutter Erde. Spaziergänge im Wald, am Strand und in der Natur stärken es. Ich empfehle dir, regelmäßig Zeit in der Natur zu verbringen – sie harmonisiert dich auf allen Ebenen.

Erzengel Uriel löst mit seinem rubinroten Licht die Blockaden deines Basischakras auf und befreit dich von den Disharmonien der Vergangenheit. Deine Energien können wieder frei fließen, du erhältst einen guten Kontakt zu Mutter Erde und wirst kraftvoller, vitaler und freudiger. Jedes Mal, wenn du dich schwach oder verunsichert fühlst, kannst du Erzengel Uriel mit dem folgenden Gebet darum bitten, dich zu unterstützen.

Gebet

Lieber Erzengel Uriel,
reinige, heile, befreie, aktiviere,
zentriere und schütze mein Basischakra.
Dein rubinrotes Licht schenkt mir
Vitalität, Freude und Lebenskraft.
Ich danke dir.

Engel-Energiebehandlung

Gestalte dir einen Ort, an dem du bequem liegen oder sitzen kannst und dich wohlfühlst. Wenn du möchtest, lasse im Hintergrund leise meditative Musik laufen. Zünde eine Kerze mit der Intention an, Erzengel Uriel jetzt zu dir einzuladen. Lege oder setze dich so bequem wie möglich hin, atme in dein Herz hinein, und komme ganz in diesem an.

Nun sprich folgende Worte: »Mein göttliches Höheres Selbst, ich bitte dich um vollkommene Führung. Ich bitte dich, öffne mein Kronenchakra, mein Herzchakra, mein Basischakra, meine Hand- und Fußchakras jetzt so weit, wie es gut für mich ist. Aus der Tiefe meiner Seele beschließe ich, keinerlei Fremdenergien anzunehmen. Ich bitte Erzengel Uriel, seinen rubinroten Strahl in der Intensität durch mich fließen zu lassen, wie es jetzt gut für mich ist. Erfülle meinen ganzen Körper, mein gesamtes Sein mit deinem heilsamen, vitalisierenden, Licht. Ich danke dir.«

Das rubinrote Licht von Erzengel Uriel fließt jetzt durch deine Fußsohlen in deine Beine und flutet deinen gesamten Unterkörper. Jede Zelle dieses Bereichs beginnt, in rubinrotem Licht zu leuchten. Spüre, wie Vitalität und wärmende Liebe sich in dir ausbreiten. Dein Basischakra wird befreit und harmonisiert.

Die liebevolle Energie Uriels bahnt sich weiter ihren Weg. Sie fließt in deinen ganzen Rumpf, nährt dein Blut mit Vitalität und segnet jede Zelle mit Lebenskraft. Lasse sie über deine Schultern und Schulterblätter jetzt in deine Oberarme und Unterarme bis in die Hände fließen. Jetzt strömt sie aus deinen Handflächen hinaus. Platziere diese auf deinem Unterbauch, und lasse diesen Strom heilsamer Energie über deine Handflächen in deinen Unterleib fließen. Verweile so lange, bis du das Gefühl hast, ganz aufgeladen zu sein.
Stelle dir jetzt vor, wie der rubinrote Fluss lichter Energie durch deine Fußsohlen in Mutter Erde hineinströmt, durch viele Schichten hindurch bis in ihr Herz. Schenke Mutter Erde deine Liebe. Sie antwortet dir, indem sie Lichtfunken ihres Herzens durch die Schichten ihres Seins zu dir schickt. Lasse diese kostbare Energie durch deine Fußsohlen bis in dein Herz fließen. Danke Mutter Erde, danke Erzengel Uriel.
Wenn du dich aufgeladen und genährt fühlst, sprich folgende Worte laut aus: »Mein göttliches Höheres Selbst, schließe alle meine Chakras jetzt so weit, wie es gut für mich ist, und lasse so viel Energie in mir, wie ich gerade brauche. Ich danke Erzengel Uriel für sein Licht.«
Lege nun deinen Handflächen auf den Fußboden, und lasse alle überschüssige Energie in Mutter Erde fließen. Genieße den Tag.

Meditative Heilreise

Suche dir einen Platz, an dem du geborgen und geschützt bist und diese Reise durchführen kannst. Leise Hintergrundmusik kann dich dabei unterstützen. Zünde eine Kerze mit der Intention an, jetzt Erzengel Uriel zu empfangen. Atme in dein Herz hinein, und komme ganz in ihm an.

Stelle dir vor, du stehst auf einer wunderschönen Wiese. Mutter Erde trägt dich, und Vater Sonne wärmt dich. Diese Wiese ist übersät mit wunderschönen bunten Blumen, deren Blütenkelche im Licht schillern und liebliche Düfte verströmen. Verbinde dich mit diesen Blumen, diesem Platz, nimm ihn vollständig wahr. Diese Wiese ist ein Teil deiner Seelenlandschaft. Sprich nun folgende Worte laut aus: »Mein göttliches Höheres Selbst, bitte leite und führe mich.«

Aus nicht allzu weiter Ferne nähert sich dir jetzt eine Gestalt aus goldenem Licht. Sie sieht dir ganz ähnlich. Es ist dein Höheres Selbst – der Teil von dir, der weiß, dass du ein göttliches, heiliges Wesen bist. Er ist immer mit der Engelwelt verbunden. Je näher dieses Lichtwesen dir kommt, desto mehr fühlst du dich getragen, geschützt und geliebt. Verbinde dich vollkommen mit diesem Wesen, sodass sein goldenes Licht in jede Zelle deines Herzens fließt. Du wirst unterstützt und geliebt und fühlst dich geborgen. Jetzt siehst du einen wunderschönen, riesengroßen Baum, der weit in den Himmel hineinragt. Er besitzt ein großes Wurzelwerk. Dieser besondere Baum übt eine magische Anziehung auf dich aus. Als du näher trittst, siehst du, dass er von Moos umgeben ist. Zwischen seinen Wurzeln findest du ein Moosbett, das nur darauf wartet, dass du dich hineinsetzt. Lasse dich dort nieder, und verbinde dich mit diesem wunderschönen Baum, der ganz allein für dich da ist. Lege deine Hände auf seine Wurzeln, und sprich laut oder leise, wie es für dich stimmig ist: »Ich verbinde die Liebe, die mich kreiert und erhält, mit der Liebe, die diesen Baum kreiert und erhält.«

Sprich weiter: »Baum, ich sehe dich, ich liebe dich. Ich danke dir, dass es dich gibt.« Spüre, wie der Baum liebevoll den energetischen Kontakt mit dir aufnimmt. Fühle ihn mit all seiner Stärke und Liebe zu dir.

Du bist jetzt ganz mit dem Baum verbunden. Sprich folgende Worte laut aus: »Ich bitte jetzt Erzengel Uriel, mich mit seinem rubinroten Strahl zu unterstützen.«

Während du diese Worte sprichst, bemerkst du, dass zwei Meter von dir entfernt eine rote Lichtsäule entsteht. Sie strahlt Wärme, Vitalität und Kraft aus. Aus dieser Lichtsäule manifestiert sich Erzengel Uriel als riesiges, rubinrot leuchtendes Wesen. Du musst ihn nicht sehen, du kannst ihn erahnen oder dir vorstellen. Auf spiritueller Ebene steht jetzt fest, dass Erzengel Uriel bei dir ist. Sprich nun folgendes Gebet: »Lieber Erzengel Uriel, reinige, heile, befreie, aktiviere, zentriere und schütze mein Basischakra. Ich bin bereit, deine Hilfe anzunehmen und deine Gnade in mir und um mich wirken zu lassen.«

Das rubinrote Licht von Erzengel Uriel fließt jetzt durch deine Füße in dich und die Baumwurzeln hinein. Es strömt durch jede Zelle deines Körpers und hinterlässt in ihnen Vitalität und Lebenskraft. Besonders dein Unterkörper beginnt, in dem rubinroten Licht zu leuchten.

Lasse in deinem Geist nun Situationen aus deiner Kindheit, deinem bisherigen Leben und der Gegenwart aufsteigen, in denen dein Basischakra blockiert wurde. Wenn keine Erinnerungen in dir aufkommen, bitte Erzengel Uriel darum, alle unbewussten Blockaden aufzulösen. Bitte ihn dann darum, genau diese Situationen heilsam zu berühren. Lasse in deiner geistigen Vorstellung das Licht Uriels in sie hineinfließen, und stelle dir dabei vor, wie sie in diesem in Harmonie kommen.

Nimm wahr, wie dein Basischakra immer freier wird und du dich vitaler, kraftvoller und sicherer fühlst. Disharmonie wird in Harmonie verwandelt und dein Basischakra von der heilsamen Schwingung von Erzengel Uriel erfüllt.

Lasse nun bewusst das Licht Uriels aus deinen Fußsohlen in Mutter Erde hineinfließen. Stelle dir dabei vor, wie es Schicht um Schicht in die Erde strömt bis ins Herz von Mutter Erde hinein. Sende ihm über das Licht deine Liebe und Verbundenheit. Zum Dank schickt Mutter Erde dir einen liebevollen und kraftvollen Strom der Erdung, der dir Sicherheit und Urvertrauen schenkt. Bleibe für eine Weile in Kontakt mit Mutter Erde, und dann danke ihr.

Komme nun mit deiner Aufmerksamkeit ganz zurück in deinen Körper. Spüre die Vitalität, die Kraft und die liebende Wärme. Danke diesem wunderschönen Baum, der immer für dich da sein wird, danke Mutter Erde, und danke Erzengel Uriel.

Erhebe dich nun von deinem Platz. Du kannst deine Stirn an den Baumstamm legen und dem Baum deine Liebe senden. Wenn du so weit bist, löst du dich von dem Baum. Die Lichtsäule von Erzengel Uriel löst sich langsam wieder auf. Atme ein paarmal tief ein und aus, und komme zurück ins Hier und Jetzt.

Mit Erzengel URIEL
Wünsche auf dieser *Erde* manifestieren

Erzengel Uriel unterstützt uns, unsere Wünsche auf dieser Erde zu manifestieren. In seinem rubinroten Licht erschafft er für uns auf dieser Erde alle Materie, die aus Liebe entstanden ist. Wenn die Engelebene uns bei Wünschen unterstützen soll, ist es wichtig, dass es wirklich ein Herzenswunsch ist. Noch wichtiger ist, dass es zum Wohle aller Beteiligten ist. Wenn diese beiden Voraussetzungen gegeben sind und wenn der Wunsch uns nicht an unserem Seelenplan hindert, ist der Weg frei. Warum kann nicht einfach alles in Erfüllung gehen, was wir uns wünschen? Erinnere dich daran, was du dir als Kind manchmal gewünscht hast, und stelle dir heute vor, diese Wünsche wären alle in Erfüllung gegangen. Du wirst sicherlich feststellen, dass der ein oder andere Wunsch nicht zu deinem besten Wohle gewesen ist. Zum Beispiel Eis zum Frühstück, Schokolade zum Mittagessen und Gummibärchen zum Abendbrot.

Unsere Seele erschafft mit jedem Gedanken und noch stärker mit jedem Gefühl Realität. Gefühle sind sehr mächtig, über sie manifestieren wir unser Leben. Wünschst du dir ein neues Haus, einen Job, eine Reise oder sogar einen neuen Lebenspartner, ist es wichtig, dass du dir vorher genau Gedanken darüber machst, was du wirklich willst. Beziehungsweise, was dein Herz sich wirklich wünscht. Da wir energetische Wesen sind, ist es zusätzlich wichtig, dass wir Wünsche aus der Vergangenheit aus unserem Energiesystem loslassen, wenn sie nicht mehr unserem Lebenssinn entsprechen.

In der Engel-Energiebehandlung dieses Kapitels kannst du neue Wünsche manifestieren und ganz in deinem Herzen ankommen, um herauszufinden, was es wirklich will. Dein Verstand weiß nicht, was dich glücklich macht – es ist dein Herz, das den Weg zu deinem Glück kennt, denn es ist eng mit deiner Seelenenergie verbunden.

Gebet

Lieber Erzengel Uriel,
lasse deine erschaffende, manifestierende
Kraft in mein Leben fließen,
und lasse meine Wünsche wahr werden,
wenn es zum Wohle meiner Seele und
zum Höchsten Wohle aller Beteiligten ist.
Ich danke dir.

Engel-Energiebehandlung

Gestalte dir einen Platz, an dem du deine Engel-Energiebehandlung ungestört durchführen kannst. Leise Hintergrundmusik könnte dich unterstützen, entspannt und ganz bei dir zu sein. Zünde eine Kerze mit der Intention an, jetzt Erzengel Uriel zu dir einzuladen. Sei dir klar darüber, welchen Wunsch du heute stärken möchtest. Lege oder setze dich jetzt so bequem wie möglich hin, fühle die Unterlage, auf der du sitzt oder liegst, und komme ganz bei dir an.

Sprich folgende Worte laut oder leise aus, wie es für dich richtig ist: »Mein göttliches Höheres Selbst, ich bitte dich um vollkommene Führung. Öffne mein Kronenchakra, mein Herzchakra, mein Basischakra, meine Hand- und Fußchakras jetzt so weit, wie es gut für mich ist. Aus der Tiefe meine Seele beschließe ich, keinerlei Fremdenergien zuzulassen. Ich bitte jetzt Erzengel Uriel, seinen heilsamen Strahl in der Intensität durch mich fließen zu lassen, wie es gerade gut für mich ist.«

Jetzt nimm wahr, wie das rubinrote Licht von Erzengel Uriel durch deine Fußsohlen, deine Waden, deine Knie, deine Oberschenkel und über die Beckenschaufel in deinen ganzen Rumpf fließt. Dieses Licht erfüllt jede Zelle deines Körpers mit der Kraft der Manifestation, mit Lebensfreude und purer Vitalität. Nimm wahr, wie sich Freude in dir ausbreitet und wie die Kraft der Manifestation dich belebt. Das rubinrote Licht fließt weiter in deinen Hals und in deinen Kopf, über die Schultern in deine Ober- und Unterarme und in die Hände bis in die Fingerspitzen hinein. Freude, Kraft und Lebendigkeit werden in jede Zelle deines Seins getragen. Lasse das Licht durch deine Poren hinaus in deine Aura und dein gesamtes Energiefeld fließen. Verweile eine Weile in dieser Energie, bis du das Gefühl hast, dass jede Zelle deines Körpers und jedes Energieteilchen vollkommen aufgeladen sind.

Jetzt atme in dein Herz hinein, und komme in ihm an. Nimm noch ein paar tiefe Atemzüge, und mit dem nächsten Atemzug befindest du dich in deinem Herzen. Stelle dir vor, dass dein Wunsch in der Größe und Intensität wahr wird, wie du es dir wünschst. Male es dir in kräftigen Farben aus, und fühle es, so gut du kannst. Wie geht es dir dabei, wenn dieser Wunsch wirklich in Erfüllung gegangen ist? Wie geht es allen anderen Beteiligten? Lasse diesen Wunsch in deinen Gedanken wahr werden, und spüre, was mit deinem Umfeld, deinem Leben und mit dir selbst geschieht.

Nimm dir die Zeit dafür, die du brauchst. Wenn du das Gefühl hast, dieser Wunsch kann sich zum Wohle deiner Seele und zum Wohle aller Beteiligten manifestieren, lege deine Hände auf dein Herz. Nimm wahr, wie das rubinrote Licht von Erzengel Uriel aus deinen Handflächen in dein Herz fließt. Sprich folgende Worte laut oder leise aus: »Lieber Erzengel Uriel, in deine liebenden Hände lege ich meinen Wunsch zur vollkommenen Manifestation. Durchdringe mein Leben und meine Vision mit deinem gnadenreichen Licht. Ich danke dir, dass mein Wunsch auf allen Ebenen meines Seins vollkommen wahr wird – zum Wohle aller Beteiligten und zum höchsten Wohle meiner Seele.« Jetzt stelle dir erneut vor, wie das Licht von Erzengel Uriel in einem kraftvollen Strom in dein Leben fließt. Die Manifestation geschieht in vollkommener Harmonie mit allen Beteiligten. Fühle mit all deinen Sinnen deine Manifestation so, als ob sie jetzt wahr ist – auf höheren Ebenen ist sie das bereits.

Wenn du dies mit allen Sinnen gefühlt hast, atme ein paarmal tief ein und aus, und komme zurück in deinen Raum. Danke Erzengel Uriel für sein Wirken, und

sprich folgende Worte: »Mein göttliches Höheres Selbst, schließe alle meine Chakras jetzt so weit, wie es gut für mich ist, und lasse so viel Energie in mir, wie ich brauche.« Lege deine Hände auf Mutter Erde, und lasse alle überschüssige Energie in sie hineinfließen.
Ich empfehle dir, diese Übung drei Mal zu wiederholen. Und dann lasse den Himmel wirken.

Meditative Heilreise

Sorge dafür, dass du bei deiner Heilreise ungestört und in einer harmonischen Atmosphäre bist. Zünde eine Kerze mit der Intention an, jetzt Erzengel Uriel zu empfangen. Meditative Hintergrundmusik kann dich bei dieser Reise zu dir selbst begleiten. Atme ein paarmal tief ein und aus, und beim letzten Ausatmen befindest du dich auf einer wunderschönen Wiese – einem Teil deiner Seelenlandschaft. Die Sonne scheint, Mutter Erde trägt dich, und Vater Sonne wärmt dich. Dieser Ort strahlt Zuversicht und Vertrauen aus. Du fühlst dich sicher und geborgen.

Aus nicht allzu weiter Ferne kommt jetzt über deine Wiese ein goldenes Wesen auf dich zu. Es sieht dir ähnlich. Seine Ausstrahlung ist weich, liebevoll und hoch schwingend. Es ist dein Höheres Selbst, der Anteil von dir, der weiß, dass du ein göttliches Wesen bist. Es ist der Teil von dir, der immer mit den himmlischen Reichen verbunden ist. Jetzt oder gleich steht dein Höheres Selbst vor dir, vielleicht siehst du es, fühlst es, oder du stellst es dir einfach vor. Auf dieser Bewusstseinsebene steht jetzt fest, dass dein Höheres Selbst ganz nah bei dir ist. Es umarmt dich, und diese Umarmung ist voller Liebe, Sanftmut und Unterstützung. Stelle dir vor, dass dieses goldene Wesen in jede Zelle deines Seins fließt. Urvertrauen und das Gefühl, geliebt zu sein, breiten sich in dir aus.

Du hörst in der Nähe einen Bachlauf. Gehe auf das Plätschern des Wassers zu, und du siehst einen klaren Bach, über den eine irisierend weiße Brücke führt. Du schaust auf die andere Seite und erkennst, dass die Landschaft dort übersät ist mit wunderschönen Blumen und Gräsern, und alle leuchten in einem bezaubernden Licht. Gehe jetzt über deine Brücke hinüber auf die andere Seite, und sei dir bewusst, dass jeder Schritt, den du gehst, dich tiefer in dein spirituelles Bewusstsein trägt. Jetzt oder gleich bist du auf der anderen Seite angekommen. Du kannst die Aura, das Energiefeld, jeder Blume und jeder Pflanze sehen. Vielleicht kannst du sogar fühlen, dass an diesem Ort die Liebe herrscht. Jetzt siehst du einen rubinroten Tempel nicht weit von dir, der dich magisch anzieht. Gehe auf diesen Tempel zu, und sei dir auch dabei gewiss, dass jeder Schritt dich tiefer in dein spirituelles Bewusstsein trägt.

Du stehst jetzt vor dem Tempel, es ist der Tempel von Erzengel Uriel – das Heiligtum der Manifestation. Drei Treppenstufen führen hinauf. Nimm sie in dem Bewusstsein, dass du gleich mit Erzengel Uriel in Kontakt trittst. Nimm die Kraft dieses Tempels wahr, und gehe in ihn hinein. In seiner Mitte steht ein wundervoller Thron, der darauf wartet, dass du dich hineinsetzt. Du siehst auch einen großen, goldenen Altar. Auf ihm leuchten Kerzen, und er ist mit Blumen geschmückt, die lieblich und farbenfroh ihre Kraft in den Raum senden. Setze dich auf den Thron. Er trägt dich voller Kraft und Liebe. Du fühlst dich geborgen und angenommen.

Denke jetzt an deinen Wunsch, und nimm wahr, wie es sich anfühlt, wenn er Wirklichkeit geworden ist. Stelle dir jede Einzelheit vor, lasse ihn in deinem Bewusstsein lebendig werden, und sprich folgende Worte: »Lieber Erzengel Uriel, ich übergebe dir jetzt meinen Wunsch zur vollkommenen Erfüllung und Manifestation zum höchsten Wohle sowohl meiner Seele als auch aller Beteiligten.«

Das rubinrote Licht von Erzengel Uriel strömt jetzt in alle deine Chakras. Sie werden energetisiert und von der Manifestationskraft Uriels durchdrungen. Lasse sein Licht in jede Zelle deines physischen Körpers und in jeden Funken deines Energiekörpers fließen. Schöpferkraft, Lebensenergie und Freude erfüllen dein ganzes Sein. Lasse das rubinrote Licht in deinen Wunsch fließen und zu allen Beteiligten. Erschaffe aus deiner geistigen Kraft mit dem Licht von Erzengel Uriel die Verwirklichung deines Wunsches, lasse ihn in dir wahr werden, und verweile ein wenig in dieser Energie. Fühle die Manifestation, sieh sie, und wisse: Deine Vision ist im Licht von Erzengel Uriel verwirklicht.

Jetzt stelle deinen erfüllten Wunsch auf den Altar im Tempel von Uriel, und sprich folgende Worte: »Lieber Erzengel Uriel, ich gebe meinen Wunsch zur vollkommenen Manifestation und Erfüllung in deine liebenden Hände. Manifestiere ihn in meiner Welt zum höchsten Wohle aller Beteiligten und zum höchsten Wohle meiner Seele mit deinem kraftvollen Licht. Ich danke dir! So ist es, und so sei es jetzt.«

Wenn du das Gefühl hast, du hast deinen Wunsch mit allen Sinnen wahrgenommen und gefühlt, dass er in Erfüllung gegangen ist, danke Erzengel Uriel, danke seinem wunderschönen Tempel, und wisse, dass du jederzeit zurückkommen kannst.

Erhebe dich wieder von deinem Thron, und wenn du möchtest, kannst du dich innerlich verneigen. Gehe aus dem Tempel und die drei Treppenstufen hinunter auf deine Wiese. Schreite in dem Wissen über deine Wiese, dass jeder Schritt dich mehr in dein Wachbewusstsein führt. Wenn du an deiner kleinen Brücke angekommen bist, gehe hinüber, wieder in dem Wissen, dass du mit jedem Schritt weiter in dein Wachbewusstsein gelangst.

Wenn du auf der anderen Seite angekommen bist, gehe noch einmal bewusst ein paar Schritte in dein Wachbewusstsein hinein. Wenn du so weit bist, atme tief ein und aus. Du bist jetzt zurück im Hier und Jetzt. Wiederhole diese Reise für jeden Wunsch drei Mal.

Erzengel Zadkiel

Erzengel Zadkiel bringt dir mit seinem violetten Licht emotionale Befreiung und Transformation.

Mit Erzengel ZADKIEL Belastendes *transformieren*

Unser Schöpfer und unsere Schöpferin sehen uns immer als unschuldige Wesen. Wenn wir auf dieser Erde als Seele in einem physischen Körper unser Leben erfahren, wollen wir jedoch lernen und uns weiterentwickeln. Dazu gehört es auch, negative Gefühle zu haben und Fehler zu machen. Wenn wir als Kind wütend oder traurig sind und diese Gefühle wahrhaftig fühlen, werden sie sich auflösen. Viele von uns haben allerdings gelernt, dass sie nicht wütend sein dürfen, und sobald sie traurig waren, wurde ihnen gesagt, sie sollten doch nicht traurig sein. So lernten wir, diese Gefühle schnell zu unterdrücken, und sie speichern sich dann in unserem Energiesystem sowie in unserem Körper.

Der kraftvolle violette Strahl von Erzengel Zadkiel kann und will uns große Befreiung schenken. Es gehört zum Leben dazu, Ängste, das Feuer der Wut und alle Emotionen und Gefühle zu spüren, die man als Mensch haben kann. Nimm diese Gefühle an, und nach einer Weile kannst du Erzengel Zadkiel mit seinem violetten Strahl bitten, sie in Liebe, den Ursprung aller Energien, zu transformieren. Wenn du einen Wutanfall erlebt hast und dich dafür verurteilst, wird das schlechte Gewissen dich belasten und seine Energie sich in dir einnisten. Im menschlichen Miteinander geschieht es auch, dass Worte oder Handlungen deine Mitmenschen beeinflussen – in manchen Fällen negativ. Gibst du dir dafür die Schuld und bestrafst dich mit Scham und Selbstvorwürfen, belastest du dich und dein Leben langfristig mit Negativität.

Wenn wir unser Leben aus einer höheren Perspektive betrachten, erkennen wir, dass alles mit allem energetisch verbunden ist, auch alle Menschen untereinander. Wir alle brauchen negative und positive Erfahrungen, damit wir uns als Seele entwickeln können. Unsere Seele hat zu allen Erlebnissen ihr Einverständnis gegeben, um zu lernen. Sie bleibt stets in der Schwingung der Glückseligkeit und mit allen himmlischen Kräften verbunden. Aus ihrer Sicht sind Schmerz, Trauer und Leid Erfahrungen, die jeder Mensch durchleben muss. Das heißt, wenn du verletzt wurdest oder du jemand anderen verletzt hast, hat deine Seele diese Situation als Lernaufgabe gewählt. In beiden Fällen habt ihr einander die Möglichkeit gegeben, euch als Seele weiterzuentwickeln. Doch hältst du an der Situation fest, grollst mit deinem Gegenüber oder gibst dir selbst die Schuld, vergiftest du dein Leben im Hier und Jetzt. Und höchstwahrscheinlich hast du die Lernaufgabe nicht ganz gemeistert, denn du hältst an deinen alten Emotionen fest. Doch verurteile dich nicht, denn deine Seele tut es auch nicht. Sie wird dir die Chance geben, in einer ähnlichen Situation liebevoll mit dir und allen Beteiligten umzugehen. Auf unserer Seelenreise hier auf Mutter Erde wollen wir auch in schwierigen Zeiten bedingungslose Liebe praktizieren, ohne uns aufzuopfern. Wir wollen als Mensch wahrhaftig erfahren, dass wir zu jeder Zeit geliebte Kinder Gottes sind. Sei dir gewiss: Dich umgibt ein ganzes kosmisches Team, das dich auf dem Weg zur bedingungslosen Liebe, zu dir selbst und zu anderen begleitet.

In der meditativen Heilreise sowie in der Engel-Energiebehandlung kannst du auf Entdeckungsreise gehen und alte, negative Situationen, an denen du festhältst, mit dem gnadenvollen violetten Licht von Erzengel Zadkiel in positive, liebende Energie verwandeln. Wichtig ist zuerst, dass du die Wut und die Trauer annimmst und dir bewusst wirst, dass du sie selbst gewählt hast. Erst dann kannst du dich mit der Hilfe von Erzengel Zadkiel ganz davon befreien.

Gebet

Lieber Erzengel Zadkiel,
deine violette Flamme wandelt in mir
Schmerz, Trauer und Leid
zu liebendem Licht.
In deiner Gegenwart lerne ich mich
und alle Wesen als vollständig
unschuldig kennen.
Ich danke dir.

Engel-Energiebehandlung

Fühle in dich hinein, und erspüre negative Energien und Emotionen. Vielleicht steigen in dir Situationen aus der Vergangenheit auf, die dich immer noch belasten. Wenn du keine Geschehnisse siehst, vertraue dem Licht von Erzengel Zadkiel, dass es genau die Gefühle wandeln wird, die heute transformiert werden dürfen.

Erschaffe dir einen liebevollen Platz, an dem du dich ungestört und behütet fühlst. Zünde eine Kerze mit der Intention an, jetzt Erzengel Zadkiel zu dir einzuladen. Die Klänge von meditativer Hintergrundmusik können dich während deiner Behandlung tragen. Sprich folgende Worte: »Mein göttliches Höheres Selbst, öffne jetzt bitte mein Kronenchakra, mein Herzchakra, mein Basischakra und meine Hand- und Fußchakras so weit, wie es gut für mich ist. Aus der Tiefe meiner Seele beschließe ich, keinerlei Fremdenergien anzunehmen.«

Sprich danach folgendes Gebet: »Lieber Erzengel Zadkiel, ich bitte dich, lasse deine violette Flamme in der Intensität durch mich hindurchfließen, wie es jetzt gut für mich ist.«

Das violette Licht der Wandlung strömt voller Liebe und Kraft über dein Kronenchakra in dich herein. Es erfüllt deinen Kopf, und du spürst Entspannung und Erleichterung. Von deinem Kopf fließt es in deinen Hals, entspannt deine Halswirbelsäule und strömt weiter in deinen Brustraum. Deine Schultern und Schulterblätter erholen sich zunehmend. Jede Zelle deines Brustraumes ist jetzt erfüllt von dem violetten Strahl, und in jeder Zelle wirkt sein liebendes, wandelndes Licht. Du fühlst, wie du immer ruhiger wirst. Lasse Zadkiels Licht in jede Zelle deines Rumpfes fließen. Es strömt über deine Beckenschaufel in die Oberschenkel, in die Knie und in die Waden bis in die Füße hinein. Der violette Strahl breitet sich voller Liebe über deine Schultern und Schulterblätter in die Ober- und Unterarme bis in die Hände hinein aus. Jetzt segnet dieser heilsame Fluss jede Zelle deines Körpers. Durch deine Poren fließt er in dein ganzes Energiesystem.

Sprich folgendes Gebet: »Ich erkenne an, dass ich all die Gefühle, die in mir gespeichert sind, selbst erschaffen habe. Ich danke all diesen Emotionen für die Lernerfahrungen, die sie mir ermöglicht haben. Erzengel Zadkiel, ich gebe dir jetzt den Auftrag, alle belastenden Gefühle und Emotionen, die sich in mir befinden, mit deinem violetten Strahl in das Licht der Liebe umzuwandeln. Transformiere alle negativen Erfahrungen, die ich in meinem physischen Körper und in meinem Energiekörper gespeichert habe.«

Lege eine Hand auf dein Herz und die andere auf deinen Solarplexus. Nimm wahr, wie die wandelnde Kraft aus deinen Handflächen in diese Bereiche strömt und dich jetzt auch von außen erfüllt. Falls dir Bilder erscheinen, lasse das Licht so lange in sie hineinfließen, bis sie sich in harmonische Szenen gewandelt haben. Wenn sich dir die alten Gefühle und Emotionen noch einmal zeigen, danke ihnen, und lasse ganz bewusst das Licht von Erzengel Zadkiel in sie hineinfließen. Nimm wahr, wie sich Befreiung, Erleichterung und Liebe in deinem ganzen Sein ausbreiten. Lasse das liebende Licht der Wandlung so lange fließen, bis das Gefühl von Leichtigkeit überall in dir angekommen ist.

Sobald du die Engel-Energiebehandlung abschließen möchtest, sprich folgende Worte: »Mein göttliches Höheres Selbst, bitte schließe jetzt all meine Chakras so weit, wie es gut für mich ist, und lasse so viel Energie in mir, wie ich benötige.«

Lege deine Handflächen auf die Unterlage, auf der du liegst oder sitzt, und stelle dir vor, wie das violette Licht aus deinen Handflächen in Mutter Erde fließt und sie segnet. Danke Erzengel Zadkiel für sein Wirken, und wisse, er ist jederzeit bereit, das Licht der Wandlung in dir und mit dir wirken zu lassen.

Meditative Heilreise

Suche dir einen Platz, an dem du ungestört bist und dich sicher und geborgen fühlst. Leise, meditative Musik im Hintergrund kann dich auf dieser Reise unterstützen. Zünde eine Kerze mit der Intention an, jetzt Erzengel Zadkiel zu dir einzuladen. Lege oder setze dich so bequem wie möglich hin, und lasse vor deinem geistigen Auge eine wundervolle Wiese erscheinen. Sie ist übersät mit bunten Blumen, die einen betörenden, sanften und heilsamen Duft aussenden. Lasse dich davon einhüllen, und nimm wahr, wie du immer mehr bei dir ankommst.

Du stehst auf deiner Wiese, die ein Teil deiner Seelenlandschaft ist. Mutter Erde trägt dich, und Vater Sonne wärmt dich. Gehe mit deiner inneren Aufmerksamkeit jetzt zu deinem Solarplexus. Hier leuchtet ein goldenes Licht. Es ist das Licht deines Höheren Selbst, das dir vollkommenes Urvertrauen schenkt. Stelle dir vor, wie dieses Licht deine gesamte Mitte erfüllt. Es wärmt und stärkt dich im Licht des Selbstvertrauens und breitet sich in deinem Körper sowie in allen deinen Energiekörpern aus. Urvertrauen und Geborgenheit erfüllen dich.

In nicht allzu weiter Ferne bemerkst du jetzt einen Hügel, den irisierendes Licht umhüllt und von dem eine magische Anziehung ausgeht. Gehe über deine Wiese auf ihn zu. Die Blüten strömen weiterhin einen bezaubernden Duft aus. Jeder Schritt, den du gehst, trägt dich mehr in dein spirituelles Bewusstsein.

Jetzt oder gleich bist du an dem Hügel angekommen und kannst einen Höhleneingang sehen. An diesem brennen Fackeln mit einer violetten Flamme. Gehe zum Eingang, und nimm dir eine Fackel. Die Atmosphäre an diesem

Ort ist einladend, und du kannst in die Grotte schauen, die vollkommen von violettem und weißem Licht erfüllt ist. Schreite in die Höhle hinein, und erkenne, dass sie aus leuchtenden, violetten Amethystkristallen besteht, von denen eine heilsame, transformierende Kraft ausgeht. Danke diesen wunderschönen Kristallen, und spüre, wie sie dir ihr violettes Licht schicken. Durch deine Fackel wird die Schönheit der Höhle sichtbar. In ihrer Mitte befindet sich ein großer Stuhl aus Amethyst. Ein weiches, lila-weißes Kissen liegt auf der Sitzfläche. Du bemerkst jetzt, dass sich in der Mitte der Felsengrotte, genau über deinem Sitzplatz, ein Loch in der Decke befindet, durch das ein weißer, irisierender Strahl vom Himmel hereinstrahlt.

Magisch zieht dich der Sitzplatz an, und du lässt dich auf dem weichen Kissen nieder, das dich liebevoll trägt. Fühle jetzt in dich hinein, und lasse die alten Emotionen, die dich belasten, noch einmal aufsteigen. Vielleicht zeigen sich Bilder der Situationen, in denen sie entstanden sind. Sprich folgendes Gebet: »Lieber Erzengel Zadkiel, wandle mit deiner violetten Flamme alle alten Emotionen und Gefühle, die ich in mir gespeichert habe. Ich erkenne, dass ich sie alle selbst erschaffen habe und dass sie mir gedient haben. Dafür danke ich ihnen. Ich lasse sie jetzt los. Bitte wandle sie in deiner gnadenvollen violetten Flamme jetzt in reines Licht und in Liebe um.«

Eine violette Flamme strahlt nun vom Himmel durch die Öffnung der Höhlendecke und fließt sanft und zugleich kraftvoll durch deinen Kopf in dich herein. Lasse sie deinen ganzen Körper und dein gesamtes Energiefeld erfüllen. Nimm wahr, wie die violette Flamme alle alten Emotionen und disharmonischen Energien in dir in das Licht der Liebe umwandelt. Spüre, wie du immer freier, leichter und glücklicher wirst. Wenn du vor deinem geistigen Auge Bilder siehst, sende dieses heilsame Licht in sie hinein, und beobachte, wie die Situationen sich harmonisch verwandeln. Lasse das Licht so lange fließen, bis du das Gefühl hast, vollkommen befreit zu sein.

Du bemerkst, dass in deiner Höhle eine liebende, dir zugewandte Wesenheit ist. Es ist Erzengel Zadkiel, der sich zu dir stellt. Ab heute wird dieser Engel dir immer, wenn du ihn brauchst, hilfreich zur Seite stehen. Vielleicht kannst du ihn spüren, nimmst einen warmen Windhauch, ein leichtes Kribbeln an deinem Kopf oder eine sanfte Berührung wahr, oder vielleicht siehst du ihn sogar. Es steht jetzt auf dieser Bewusstseinsebene fest, dass es eine Verbindung zwischen dir und Erzengel Zadkiel gibt.

Danke diesem wunderschönen Engel. Danke dieser zauberhaften, stärkenden und transformativen Kristallhöhle. Stehe von deinem Sitzplatz auf, und gehe in dem Wissen aus der Höhle hinaus, dass jeder Schritt dich mehr in dein Wachbewusstsein führt. Du steckst die Fackel zurück an die Höhlenwand und gehst über deine Wiese. Atme ein paarmal tief ein und aus, und komme zurück ins Hier und Jetzt.

Ich empfehle dir, diese Reise jedes Mal zu wiederholen, wenn du das Gefühl hast, dass negative Emotionen und Gefühle dich in deinem Glück blockieren.

Heilen mit vereinter Erzengelkraft

Heile DEINE LIEBESKRAFT, und öffne dich für deinen *wahren Partner*

Der wahren Liebe zu begegnen, wird in unserer Zeit scheinbar immer schwerer. Doch fast jeder Mensch sehnt sich danach. Die Frage ist: Geben wir der wahren Liebe eine Chance, und können wir unser Herz noch richtig fühlen und hören, damit wir auch wahrnehmen, was es sich wünscht? Erinnere dich an deine erste wirkliche Liebe. Wenn sie noch in deinem Leben ist, brauchst du diese Heilreise nicht anzutreten. Wenn es nicht so ist, wird sich das Durchführen dieser Reise positiv auf deine Partnerschaften auswirken. Bei jeder Beziehung, die wir beenden, bleiben Teile von uns zurück, und die Überzeugung wächst, dass es den wahren Partner nicht gibt. Ich weiß, wovon ich schreibe.

Erst, als ich bemerkte, dass die Paarbeziehungen, die ich geführt hatte, Spuren hinterlassen haben, erkannte ich, dass diese mithilfe meines Höheren Selbst und der Engel heilen müssen, damit ich die alten Schmerzen nicht in die neue Beziehung hereinziehe. Mir wurde klar, dass ich die Türen, die ich bei jeder Trennung in meinem Herzen zugeschlagen habe, wieder öffnen muss, um einerseits wahrhaft lieben und andererseits Liebe empfangen zu können.

Sei mutig! Lasse dich von der Engelwelt unterstützen, um dein Herz zu befreien und wahre Partnerschaft leben zu können.

Meditative Heilreise

Gestalte dir einen Ort, an dem du ungestört diese Reise zu deiner Liebeskraft antreten kannst. Meditative Hintergrundmusik kann dich unterstützen, feinstoffliche Ebenen in dir zu öffnen. Zünde eine Kerze mit der Intention an, jetzt Erzengel Michael und Erzengel Haniel zu dir einzuladen. Erzengel Michael befreit dich von alten Verstrickungen und unterstützt dich dabei, deine Herzenstüren wieder zu öffnen. Erzengel Haniel trägt die Kraft der göttlichen Liebe in sich und hilft dir, dich wahrhaftig selbst zu lieben.

Nun atme in dein Herz hinein, und komme bei dir an. Mit dem nächsten Ausatmen befindest du dich auf einer wunderschönen Insel, die umgeben ist von türkisblauem Wasser. Von dieser Insel geht ein Zauber aus, der dich lieblich einhüllt. Du stehst am Strand und schaust ins Landesinnere. Es scheint eine verlassene Insel zu sein, doch du fühlst dich sicher und geborgen. Ein Urwald liegt vor dir. Nun bitte dein Höheres Selbst, dich zu leiten und zu führen. Konzentriere dich auf deinen Solarplexus, und nimm wahr, dass hier ein goldenes Licht leuchtet. Dieses goldene Licht strahlt Urvertrauen aus. Lasse es sich in dir ausdehnen, von deiner Mitte aus in deinem Rumpf, deine Beine und bis in die Füße hinein, in deine Arme und bis in die Hände hinein. Das Licht des Urvertrauens fließt auch in deinen Hals und in deinen Kopf. Das Gefühl von Geborgenheit breitet sich in dir aus, und du bemerkst, dass es dir Sicherheit gibt. Dein inneres Wissen sagt dir, dass du diesen Urwald betreten musst, und auf einmal siehst einen kleinen Pfad. Du gehst los und erkennst, dass links und rechts von deinem Pfad Lichtwesen stehen, die Kelche in der Hand halten. Ihr Licht strömt zu dir und hüllt dich in liebevolle Geborgenheit ein. Der Weg schimmert im blauen Licht von Erzengel Michael, der dich nun unterstützt. Lasse dir Zeit, dieses Erlebnis vollkommen in dich aufzunehmen.

Nun denke an deine erste große Liebe, und frage dich, wie viel Vertrauen du in dieser Beziehung verloren und welche destruktiven Gefühle du an diese Erfahrung gebunden hast. Wie viele Herzenstüren hast du geschlossen, als diese Beziehung vorbei war? Die Anzahl der Türen kannst du intuitiv in dir aufsteigen lassen oder einfach raten. Sprich folgendes Gebet: »Erzengel Michael, reinige, heile und befreie mich von allen destruktiven Energien, von Misstrauen, Minderwertigkeitsgefühl, Versagensangst und von allen Schocks und Traumata, die ich mit meiner ersten großen Liebe kreiert und erlebt habe.«

Michael erfüllt dein ganzes Sein mit seinem liebevollen und kraftvollen Strahl. Lasse diesen durch jede Zelle deines Seins fließen, spüre die Befreiung und die Erleichterung, und gib jetzt alle Negativität und destruktiven Energien und Erlebnisse, die in dir aufsteigen, in die Kelche der Lichtwesen, die deinen Weg säumen. Du kannst dir vorstellen, dass jene wie eine ölige, dunkle Flüssigkeit aus deinen Händen in die Gefäße fließen.

Lasse dir die Zeit, bis du das Gefühl hast, vollkommen befreit zu sein. Nimm wahr, wie das Licht von Michael dich und dein ganzes Energiefeld ein weiteres Mal erfüllt. Nun sage folgende Worte: »Lieber Erzengel Michael, heile alle Situationen zwischen mir und …, und befreie uns von allem, was nicht Liebe ist.« Stelle dir vor, wie das blaue Licht von Erzengel Michael zwischen dir und deiner ersten Liebe fließt und euch beide heilsam berührt. Jetzt sprich folgendes Gebet: »Lieber Erzengel Michael, trenne alle Energieverbindungen zwischen mir und meinem Gegenüber, durch die keine Liebe fließt.« Jetzt stelle dir vor, wie das heilsame Schwert der Trennung im blauen Licht von Erzengel Michael alle Energiebahnen zwischen dir und deiner ersten Liebe durchschneidet, die keine Liebe enthalten. Nimm deine Befreiung wahr.

Du siehst auf deinem Pfad im Urwald auf einmal eine große, dicke Tür, und hinter dieser befindet sich die Anzahl von Türen, die du zu deinem Herzen geschlossen hast. Jetzt bitte Erzengel Michael: »Lieber Erzengel Michael, öffne alle Herzenstüren, die ich geschlossen habe, mit deinem gnadenvollen, blauen Strahl. Ich bin bereit, mein Herz wieder ganz zu fühlen.« Du siehst, wie das Licht von Erzengel Michael voller Kraft Tür für Tür aufstößt. Du gehst durch sie hindurch und bemerkst, dass du immer mehr Liebe in dir fühlen kannst. Mit dem nächsten Schritt hast du eine bezaubernde, perlmuttfarbene Tür vor dir, in die in Gold die Worte »Die wahre Liebe« eingraviert wurden.

Öffne die Tür, und tritt hindurch. Auf der anderen Seite siehst du weitere Lichtwesen, und Erzengel Michael wartet auf dich. Nun denke an deine zweite Liebe, und frage dich, welchen alten Schmerz du aus der Beziehung mit ihr festhältst. Gib all das, was dich belastet, in die Kelche deiner Lichtwesen, und befreie dich weiter von der öligen Flüssigkeit deiner alten Gefühle und Emotionen. Bitte erneut Erzengel Michael, dein Gegenüber und dich von alldem zu befreien, was nicht Liebe ist. Lasse die Heilung durch Erzengel Michael geschehen. Wiederhole diese Heilung, bis all deine Liebe und Zuversicht wieder bei dir sind.

Am Ende dieses Pfades der Heilung siehst du einen rosafarbenen, leuchtenden Tempel, der dich einlädt. Gehe zu ihm hin, und schreite die drei Stufen hinauf, die dich in das Innere des Tempels führen. Ein goldener Sessel wartet dort auf dich. Du setzt dich und bemerkst, dass ein rosafarben schimmerndes Licht der Liebe diesen Raum erhellt. Es ist Erzengel Haniel, der dich ganz mit seiner Energie erfüllt. Du fühlst, wie sich Liebe und Geborgenheit in dir ausbreiten. Nimm diese kostbare Energie tief in dich auf. Nun bitte Erzengel Haniel: »Bitte, Erzengel Haniel, hilf mir, in deinem Licht alles zu verzeihen, was mich verletzt hat, und hilf mir, mir selbst zu verzeihen für alle Situationen, in denen ich bewusst oder unbewusst andere verletzt habe.«

Nimm wahr, wie du vom Gefühl bedingungsloser Liebe eingehüllt und durchdrungen wirst. In diesem gnadenvollen Licht lösen sich Vorwürfe anderen Menschen oder dir selbst gegenüber auf. In dir weitet sich eine Energie des Friedens und das Gefühl, dass du geliebt wirst, aus. Lasse den Engel eine Weile wirken, und wiederhole im Geiste diesen Satz, sooft du möchtest. Dann bitte den Erzengel Haniel, dir zu helfen, die wahre Liebe in dir und um dich herum zu erkennen. Bitte ihn, dich zu führen. Wenn du sicher bist, dass all das nun in deinem Herzen verankert ist, danke diesem Ort und Erzengel Haniel, und wisse, er ist immer bei dir. Sprich folgendes Gebet: »Mein göttliches Höheres Selbst, Erzengel Haniel und Erzengel Michael, ich bin bereit, meinen wahren Partner oder meine wahre Partnerin in meinem Leben zu empfangen. Er oder sie wird mich so lieben, wie ich bin, und genauso werde ich ihn oder sie so lieben, wie er oder sie ist. Ich gebe euch heute die Erlaubnis, mich dabei zu unterstützen, den wahren Partner oder die wahre Partnerin zu manifestieren und zu erkennen. So ist es, und so sei es jetzt.«

Stelle dir vor, wie es sich anfühlt, wenn er oder sie da ist. Lasse Glück, Erfüllung und Zufriedenheit in dir aufsteigen. Deine Gefühle kreieren deine Erlebnisse.

Gehe aus dem Tempel hinaus. Der Pfad zum Strand ist immer noch von Michaels Licht umgeben, das dich begleitet. Voller Leichtigkeit gehst du den Pfad zurück zum Wasser und erkennst, dass die Lichtwesen keine Kelche mehr in ihren Händen halten. Sie strecken jetzt alle ihre Hände in die Höhe, und ein Licht voller Liebe segnet dich. Genieße den Pfad der Segnung, und wenn du wieder am Strand angekommen bist, danke Erzengel Michael und Erzengel Haniel. Fühle noch einmal die Erleichterung in deinem Herzen und in deinem ganzen Energiesystem. Wenn du so weit bist, atme ein paarmal tief ein und aus, und genieße den Tag.

HEILE deine Vater- und Mutterbeziehung

Ich gehe davon aus, dass wir uns, bevor wir inkarnieren, unsere Eltern nach dem Kriterium auswählen, wer uns als Seele die bestmögliche Chance gibt, auf dieser Welt unsere Lernerfahrungen zu machen und unseren Wachstumsprozess zu leben. Ich weiß, das ist für den ein oder anderen Menschen, der eine sehr schwierige Kindheit erlebt hat, kaum vorzustellen. Doch wir sind mehr als der Mensch, der wir sind. Wir sind eine große Seele, die zurzeit einen physischen Körper auf Mutter Erde bewohnt. Unsere Seele möchte in diesem Körper besondere Erfahrungen machen. Auf der spirituellen Ebene fühlen wir immer Glückseligkeit, und negative Gefühle und Emotionen sind einfach nur Erfahrungen. Jede Generation ist spirituell weiter entwickelt als die Generation davor. Das heißt, du kommst mit einer größeren seelischen Kraft als deine Eltern in diese Welt. Auch auf allen anderen Ebenen des Seins verbessert sich jede Generation. Das heißt, du hast mehr Licht und Gaben für diese Welt, als dein Vater und deine Mutter sie hatten.

Du kannst die Heilreise in diesem Kapitel dazu nutzen, deinem Vater und deiner Mutter energetisch heilsame Geschenke zu machen. Das wird eurer Beziehung auf allen Ebenen guttun.

Gehen wir einmal davon aus, dass wir unsere Eltern schon vor der Geburt ausgewählt haben, auch wenn das einige von uns nicht glauben können oder meinen, sie haben eine falsche Wahl getroffen. Was ist, wenn der Vater nie präsent war oder die Familie schon kurz nach unserer Geburt verlassen hat? Was wollte unsere Seele dadurch lernen, was hat das für ein Sinn? Jede Vaterbeziehung hat eine Funktion. Mein Vater ist gegangen, als ich anderthalb Jahre alt war, und von diesem Zeitpunkt an habe ich ihn immer nur jeweils einen Nachmittag lang im Monat gesehen. Ich habe mich von ihm verlassen gefühlt, und das hatte eine große Wirkung auf mich. Zeiten der Einsamkeit und das Gefühl, nicht gewollt zu sein, verankerten sich in mir. Meine Mutter war stets überarbeitet und hatte wenig Zeit für uns Kinder, denn sie hat auf allen Ebenen versucht, auch die Rolle des Vaters zu ersetzen. Als Kind habe ich das nicht verstanden und hatte das Gefühl, ich bin meiner Mutter nicht wichtig und nicht richtig, so, wie ich bin. Als ich erwachsen wurde und sich diese Gefühle immer wieder zeigten, leiteten sie mich auf meinen spirituellen Weg. Ich begann, meine Gefühle zu verstehen, und erkannte, das ich nie allein war, da die Geistige Welt mit meinen göttlichen Eltern immer zu mir stand – ich hatte sie nur nicht bemerkt. Das Wissen, dass die Geistige Welt immer bei mir ist, ist ein unfassbarer Schatz. Die Zeiten der Einsamkeit in meiner Kindheit haben dazu geführt, dass sich meine Selbstliebe und meine Selbstfürsorge stark ausgebildet haben. Ich habe gelernt, dass die Liebe viele Gesichter hat und dass es eine Gabe ist, Nähe wirklich zuzulassen. Eine tiefe Liebe schlummert in uns allen, die nicht von dieser Welt ist. Sie ist uns allen zugänglich und nährt uns immer. Mein Weg und meine belastende Kindheit haben mir den Zugang zu ihr geöffnet, weil ich auf die Suche gegangen bin. Kurz bevor das Leben meines Vaters endete, hat sich für uns einmal das Seelenfenster geöffnet, und ich durfte seine wundervolle Seele erkennen und fühlen. Dieser Moment war unfassbar kostbar für mich, denn ich habe seine Größe und seine Schönheit gesehen und konnte verstehen, warum ich ihn als meinen irdischen Vater gewählt hatte. Auch dein Vater und deine Mutter sind große Seelen, selbst wenn es ihnen in dieser Inkarnation vielleicht nicht möglich war, entsprechend zu leben, da ihnen der Zugang dazu verwehrt war. Ich wünsche jedem von euch einen solchen Moment des Erkennens.

Wenn wir Probleme mit unserer Vaterbeziehung in uns tragen, können uns die Gefühle von Geborgenheit und Sicherheit mangeln, das Erschaffen und Bauen von Dingen schwerfallen, beruflicher Erfolg ausbleiben sowie Disharmonien in der Partnerschaft auftreten. Wenn du ein gestörtes Verhältnis zu deiner Mutter hast oder hattest, können sich unter anderem Blockaden in deiner Kreativität, in deiner Selbstliebe, in deiner Selbstfürsorge, in deiner Lebensfreude und auch in der Partnerschaft zeigen.

Es gibt einen Vater und eine Mutter, die immer bestrebt sind, dass wir glücklich sind. Sie sind immer da und lieben uns bedingungslos, stärken und unterstützten uns: Es sind unsere göttlichen Eltern. Aus reiner Liebe haben sie unsere Seele aus sich selbst erschaffen. Ihre Liebe wird in unserem Leben immer gegenwertig sein, denn wir sind ein Teil von ihnen. Dass wir ein Teil von ihnen sind, vergessen wir spätestens, wenn wir hier auf der Erde inkarnieren. In den folgenden beiden Heilreisen wirst du ihnen begegnen.

Meditative Heilreise zur Heilung deiner Vaterbeziehung

Suche dir einen Platz, an dem du ungestört bist und dich geschützt fühlst. Leise Hintergrundmusik kann dich auf deiner meditativen Heilreise unterstützen und tragen. Zünde eine Kerze mit der Intention an, jetzt Erzengel Michael und Erzengel Raphael zu dir einzuladen. Atme tief ein und aus, und mache dir noch einmal bewusst, dass du heute bereit bist, die Beziehung zu deinem Vater von ganzem Herzen zu heilen. Bitte dein Höheres Selbst, dich zu leiten und zu führen. Du nimmst nun in der Mitte deines Solarplexus ein goldenes Licht wahr. Es strahlt Urvertrauen und Geborgenheit aus und breitet sich von deiner Mitte in deinem Rumpf aus. Lasse die unterstützende, liebevolle Energie in dein ganzes Sein fließen, und sei dir bewusst, dass dich dein Höheres Selbst unterstützt.

Stelle dir nun vor, dass du oben an einer perlmuttfarbenen Wendeltreppe stehst. Sie hat zehn Stufen, die dich in deine Herzenskammer führen, in einen Raum deines Herzens, in dem Heilung geschehen kann.

Atme tief ein und aus. Nimm nun Stufe für Stufe in dem Wissen, dass jede Stufe dich tiefer in dein spirituelles Bewusstsein führt. Nimm dir die Zeit, die du brauchst, und wenn du auf der letzten Stufe angekommen bist, schaue in deinen Herzensraum. Er leuchtet in gold-grünem Licht und strahlt eine tiefe Geborgenheit aus. Gehe die letzte Stufe in deinen Herzensraum hinein. Das Licht erfüllt dich und hüllt dich ein. Genieße es, und lasse zu, was der Raum dir schenkt. Berühre die Wände deiner Herzenskammer. Sie sind seidig weich und voller Leben. Wenn du möchtest, lege dein Ohr an die Wand, und höre deinem sanften Herzschlag zu. Dieser Raum ist voller Liebe zu dir, und er erfüllt dich mit Geborgenheit, inniger Zuwendung und heilsamen Schwingungen.

In einer Ecke des Raumes entdeckst du einen wunderschönen Sessel, der dich einlädt, in ihm Platz zu nehmen. Gegenüber von dir erscheint nun eine lichte, von Liebe erfüllte Gestalt, die dir ganz zugewandt ist. Sie trägt ein gold-grünes Gewand und strahlt dich an. Dein Inneres wird von einer Geborgenheit und einer Liebe geflutet, die dich in der Tiefe deines Seins erreichen. Die Gestalt kommt auf dich zu. Sie ist die Hüterin deines Herzens, und sie ist seit Anbeginn deines Daseins da und beschützt dein Herz. Ihre Liebe für dich ist bedingungslos.

Es gibt noch einen weiteren Sessel in diesem Raum, und du weißt, er ist für deinen Vater bestimmt. Bist du bereit, ihn einzuladen? Die Hüterin deines Herzen stellt sich jetzt hinter dich und weist dich auf eine Tür hin. Wenn du nun von drei herunter bis null zählst, öffnet sich die Tür, und dein Vater kommt herein. Er wird sich gleich auf den freien Sessel setzen, der dir gegenübersteht. Auch sein Höheres Selbst ist bei ihm, und seine Engel begleiten ihn. Zähle jetzt von drei bis null, und die Tür in deiner Herzenskammer öffnet sich. Dein Vater tritt mit himmlischer Begleitung in deine Herzenskammer hinein. Er setzt sich auf den Sessel dir gegenüber, und du siehst, dass er einen kleinen Jungen an seiner Hand hält. Es ist sein Inneres Kind. Du erkennst, dass dieser kleine Junge traurig ist, denn auch er hat negative Erfahrungen mit seinem Vater gemacht.

Erkenne, dass dein Vater dich und deine Bedürfnisse nicht sehen konnte, da er es nicht gelernt hat und selbst nicht gesehen wurde. Nun kannst du dir überlegen, was dein Vater als himmlisches Geschenk gebraucht hätte, um mehr in seinem Herzen zu sein und eine heilsame Verbindung zu dir aufzubauen. Ob Mut, Selbstliebe oder Geborgenheit – der Himmel hält diese Gaben jetzt für dich bereit. Empfange sie mit ganzem Herzen. Stelle dir vor, wie dein Höheres Selbst diese Gabe als lichte Energie in dein Kronenchakra fließen lässt, in dein ganzes Sein. Lasse eine Regenbogenbrücke aus deinem Herzen zu dem Herzen deines Vaters entstehen, und flute dieses mit jener Energie. Der Raum füllt sich mit Freude, und die Engel strahlen durch deine Geste der Liebe noch heller. Nun löse diese Brücke wieder auf. Bitte Erzengel Michael, zum Wohle aller, zum höchsten Wohle deines Vaters und deiner selbst, dein Inneres Kind und sein Inneres Kind in alle Richtungen der Zeit und auf allen Ebenen zu heilen. Dein Vater und sein Inneres Kind werden erfüllt von der segnenden, befreienden, heiligen Flamme von Erzengel Michael. Dein Vater wird das Maß an Heilung zulassen, das ihm möglich ist. Auch du wirst auf allen Ebenen deines Seins segnend von der heilsamen und befreienden blauen Energie erfüllt.

Sprich folgendes Gebet: »Lieber Erzengel Michael, bitte heile, befreie und reinige meinen Vater und mich. Erlöse uns aus allen Emotionen, Gefühlen, Schocks und Traumata, die sich heute auflösen dürfen, zum höchsten Wohle unserer Seelen. Reinige, heile und befreie alle Energien zwischen mir und meinem Vater, die keine Liebe sind, und erlöse uns aus karmischen Verstrickungen aus diesem und aus anderen Leben. Erlöse auch unsere Ahnenreihe. Ich gebe unsere Verbindung zu hundert Prozent in die Hände des Himmels. Ich bin bereit, Wunder zuzulassen.«

Das blaue Licht von Erzengel Michael durchflutet dich auf allen Ebenen. Nimm wahr, wie du immer leichter wirst und dein Herz sich öffnet. Auch dein Vater wird jetzt auf allen Ebenen davon erfüllt. Vielleicht kannst du sehen, wie blaue, leuchtende Energiebahnen von dir zu ihm fließen und umgekehrt. Sie werden jetzt alle von der befreienden, kraftvollen und reinigenden blauen Heilflamme von Erzengel Michael geklärt.

Gib dir die Zeit, die du brauchst, das Licht und die Gnade von Michael auf allen Ebenen zu empfangen. Dann danke Erzengel Michael, und sprich folgende Worte: »Lieber Erzengel Michael und lieber Erzengel Raphael, bitte heilt unsere Herzen, und lasst die Liebe zwischen uns das Wichtigste sein.« Dein Herz und das deines Vaters werden nun geflutet mit der Energie dieser beiden liebenden Engel, die sich heilsam darin ausbreiten. Genieße eine Weile dieses

Erlebnis der Heilung, und fühle, wie ein liebevoller Fluss des Mitgefühls in deinem Herzen ein wohliges und heilsames Gefühl hinterlässt. Bedanke dich bei deinem Vater dafür, dass er dir dein Leben geschenkt hat.

Jetzt ist es an der Zeit, dass dein Vater deine Herzenskammer wieder verlässt. Nimm wahr, wie liebevolle Energien zwischen euch fließen. Auch wenn du es dir nicht vorstellen kannst, dass dein Vater voller Liebe zu dir ist, seine Seele war es immer und wird es immer sein. Dein Vater verlässt nun mit seinen geistigen Helfern deine Herzenskammer.

Doch auf dem Sessel, auf dem er eben noch saß, sitzt jetzt eine Lichtgestalt. Sie leuchtet so stark, dass du kaum hinsehen kannst. Wärme, Schutz und Geborgenheit erreichen dich. Es ist dein göttlicher Vater. Bist du bereit, ihn wieder in dein Leben einzuladen? Heute ist der Tag, an dem du dem Himmel die Erlaubnis geben kannst, dass dein göttlicher Vater ganz für dich da ist.

Öffne dein Herz, und lasse ihn zu. Die göttliche Präsenz steht auf, kommt auf dich zu und stellt sich liebend und schützend in deinen Rücken. Nimm sie mit all deinen Sinnen wahr. Ab heute kannst du bewusst spüren, welche mächtige und liebevolle Unterstützung immer für dich da ist. Wenn du so weit bist, bedanke dich bei Erzengel Michael und Raphael. Danke auch der Hüterin deines Herzens, die in deiner Herzenskammer immer für dich da ist. Gehe zurück zu deiner Treppe, und steige die zehn Stufen in dem Wissen hinauf, dass dich jede Stufe weiter in dein Wachbewusstsein trägt.

Wenn du die letzte Stufe genommen hast, befindest du dich wieder im Hier und Jetzt. Spüre in dich hinein und um dich herum, und nimm die Präsenz vom Gottvater an deiner Seite wahr. Auch wenn du ihn nicht bemerkst, ist er immer liebend und unterstützend für dich da!

Meditative Heilreise zur Heilung deiner Mutterbeziehung

Begib dich an einen Ort, an dem du dich geschützt, geborgen und ungestört fühlst. Leise, meditative Hintergrundmusik kann dich auf deiner Heilreise unterstützen. Zünde eine Kerze mit der Intention an, jetzt Erzengel Michael, Haniel und Raphael zu dir einzuladen. Lege oder setze dich so bequem wie möglich hin, atme ein paarmal tief ein und aus, und spüre, wie du immer mehr in dir ankommst. Mit dem nächsten Atemzug befindest du dich auf einer wunderschönen Wiese. Die Sonne scheint, Mutter Erde trägt dich, und Vater Sonne wärmt dich.

Gehe mit deiner inneren Aufmerksamkeit zu deinem Solarplexus. Hier leuchtet ein goldenes Licht. Es ist das Licht deines Höheren Selbst. Nimm wahr, wie sich dieses goldene Licht immer mehr in dir ausdehnt, deine Mitte wärmt und dir Vertrauen und Geborgenheit schenkt. Von dort aus fließt es in jede Zelle deines Körpers. Sobald dein Körper davon erfüllt ist, stelle dir vor, wie das Licht durch deine Poren hinaus in dein ganzes Energiefeld fließt. Du bist jetzt umgeben von einer seidigen, schützenden, goldenen Hülle des Vertrauens.

Schreite über deine Wiese, und bemerke, dass jeder Schritt, den du gehst, dich tiefer in dein spirituelles Bewusstsein trägt. Du siehst jetzt in nicht allzu weiter Ferne einen sehr imposanten, großen und leuchtenden Baum. Deine ganze Aufmerksamkeit wird von ihm angezogen, und du gehst auf ihn zu. Er hat ausladende Wurzeln, zwischen denen sich weiches und bequemes Moos befindet, das zum Verweilen einlädt. Du setzt oder legst dich jetzt in ein dich tragendes Bett aus Moos und entspannst dich. Es duftet wundervoll würzig. Lege deine Hände auf die Wurzeln des Baumes, und fühle, wie sie dir Energie geben. Stelle dir vor, dass aus deinen Fußsohlen nun auch Wurzeln wachsen und sich mit Mutter Erde verbinden. Sie wachsen tief in den Boden hinein, bis zum Herzen von Mutter Erde, und sie spenden dir Kraft.

Atme wieder in dein Herz hinein, komme zurück, und fühle das Moosbett unter dir. Setze dich auf, und lehne dich an den starken Baumstamm. Er hält dich in Geborgenheit. Dir gegenüber sitzt jetzt deine Mutter im Gras und wird gehalten und unterstützt von einem großen Engel. Auch sie sitzt dort in

Geborgenheit. Sprich folgendes Gebet: »Lieber Erzengel Michael, reinige, heile und befreie, aktiviere, zentriere und schütze mein Drittes Auge. Lasse mich die geistige Nabelschnur, die mich mit meiner leiblichen Mutter verbindet, jetzt wahrnehmen oder sehen.«

Das blaue Licht von Erzengel Michael erfüllt jetzt deinen Kopf und fließt als liebevoller Strahl durch deinen ganzen Körper. Konzentriere dich auf dein Drittes Auge, das zwischen deinen Augenbrauen liegt. Hier wirkt jetzt ganz intensiv das Licht von Michael. Du beginnst, einen lichtvollen Energiestrahl zwischen deinem Bauchnabel und dem deiner Mutter zu sehen. Es ist die geistige Nabelschnur, die dich immer mit ihr verbinden wird. Sprich folgende Worte: »Ich bitte dich, Erzengel Michael, reinige, heile und befreie jetzt mit deiner blauen Heilflamme die energetische Nabelschnur zwischen meiner Mutter und mir. Kläre sie mit deinem heilsamen Licht der Wandlung, und transformiere alles zwischen mir und meiner Mutter, was keine Liebe ist. Zerschneide bitte alle Energiebahnen zwischen mir und meiner Mutter, durch die keine Liebe fließt, mit deinem Heiligen Schwert.« Das blaue Licht von Erzengel Michael strömt jetzt in deine geistige Nabelschnur. Jegliche grauen oder dunklen Energien werden von seinem blauen Strahl in reines Licht und reine Liebe verwandelt. Sein heiliges Schwert befreit dich von allen Energiebahnen, durch die keine Liebe fließt. Vielleicht fühlst du seine Gegenwart oder siehst blaues Licht vor deinem geistigen Auge. Es steht auf dieser Bewusstseinsebene jetzt fest, dass Erzengel Michael befreiend und heilend für dich wirkt.

Sprich folgende Worte: »Ich bitte jetzt die Erzengel Raphael und Haniel, jegliche Verletzungen, die die geistige Nabelschnur zwischen mir und meiner Mutter jemals erlebt hat, zu heilen – auf allen Ebenen und in allen Richtungen der Zeit.« Das rosa-silberfarbene Licht von Erzengel Haniel und das smaragdgrüne Licht von Erzengel Raphael strömen jetzt über dein Herz in dich herein. Dieses wird in eine liebende Geborgenheit eingehüllt. Sende dieses Licht aus deinem Herzen in die geistige Nabelschnur, die dich mit deiner Mutter verbindet. Jedes energetische Teilchen, jeder Lichtfunken dieser Verbindung wird nun von Erzengel Raphael und Erzengel Haniel auf allen Ebenen heilsam berührt. Gib ihnen eine Weile, mit ihrem liebenden Licht für dich zu wirken.

Du sitzt immer noch geborgen und getragen von deinem Baum an seinen Stamm gelehnt. Fühle in dein Herz hinein, und frage dich: Was hätte deine Mutter in ihrer Kindheit gebraucht, um sich geliebt und vollkommen angenommen zu fühlen? Denn das, was wir nicht erfahren, das, was uns nicht bewusst ist, können wir nicht an unsere Mitmenschen weitergeben. War es Selbstliebe, Selbstwert, oder hat sie selbst keine Mutterliebe erfahren? Ein magentafarbener Strahl fließt jetzt aus den himmlischen Reichen in dich herein und erfüllt dich mit bedingungsloser Mutterliebe. Fühle diese Liebe, und lasse sie zu. Es ist die Liebe deiner göttlichen Mutter. Du wirst geliebt, immer. Lasse dieses Licht auch in deine Mutter hineinfließen, bis ihr beide ganz von der heilsamen, unterstützenden und liebenden göttlichen Mutter erfüllt seid.

Die geistige Nabelschnur wird jetzt wieder unsichtbar. Deine Mutter steht auf, und wenn du möchtest, kannst du dich bei ihr bedanken, dass sie dir das Leben geschenkt hat. Sie wird nun von mehreren Engelwesen von deiner Wiese geführt.

An der Stelle, an der deine Mutter saß, sitzt plötzlich ein in magentafarbenes Licht eingehülltes Wesen. Es ist deine göttliche Mutter, die dich immer bedingungslos liebt und energetisch umsorgt. Du kannst ihr jetzt die Erlaubnis geben, dich ab heute in deinem Leben zu unterstützen. Sie steht auf, kommt fast schwebend und voller Liebe zu dir herüber und stellt sich in deinen Rücken. Nimm bewusst wahr, dass deine göttliche Mutter ab heute wieder einen Platz in deinem Leben hat. Genieße es. All die Heilung, die heute passiert ist, kann eine wundervolle Wirkung in deinem jetzigen Leben haben. Sei bereit für Wunder!

Danke dem Baum, an dem du lehnst. Du kannst jederzeit an diesen besonderen Platz zurückkehren. Gehe ein paar Schritte über deine Wiese, und wisse, dass jeder Schritt dich weiter zurück in dein Wachbewusstsein trägt. Bedanke dich noch einmal bei allen Engeln, die mitgewirkt haben. Wenn du so weit bist, komme zurück ins Hier und Jetzt, und genieße den Tag mit deiner göttlichen Mutter an deiner Seite.

Rückführung in vergangene LEBEN

Mit der folgenden Heilreise hast du die Möglichkeit, dich selbst oder andere Menschen in vergangene Leben zu führen. Dafür brauchst du den Glauben daran, dass es andere Leben gibt. Ich bin fest davon überzeugt, dass wir verschiedene Leben auf Mutter Erde oder auch auf anderen Planeten durchlaufen. Unsere Seele ist auf einer Wachstumsreise und sucht sich die Orte aus, die sie dabei unterstützen, ihre Lernaufgaben anzugehen und zu meistern. Gibt es Blockaden und Hürden in dir, die du schon lange bearbeitest? Hast du das Gefühl, sie sind nicht in der Tiefe gelöst? Dann ist eine Rückführung eine gute Möglichkeit, an den Ort deiner Seelengeschichte zurückzukehren, an dem der Ursprung dieser Blockade liegt. Sie bietet dir die Möglichkeit, Energien aus vergangenen Leben, die dein jetziges Leben beeinflussen, zu klären und zu heilen. Erzengel Michael begleitet dich auf dieser Reise in deine Vergangenheit, stärkt deine Hellsinne und löst alte Verbindungen, die bis in die Gegenwart hereinreichen, um dich von ihrem Einfluss zu befreien. Dein Höheres Selbst leitet und führt dich. Erzengel Gabriel, der Erzengel der Übergänge, wird dich unterstützen, die Schleier zwischen den Welten zu lüften, damit du über Geburt und Tod hinausschauen kannst.

Lege oder setze dich an einem Ort, an dem du vollkommen geschützt und in Ruhe bist, bequem hin, und entspanne dich. Leise meditative Hintergrundmusik wird dich unterstützen, dein spirituelles Bewusstsein zu öffnen. Zünde eine Kerze mit der Intention an, dass du jetzt die Erzengel Michael und Gabriel zu dir einlädst. Bitte dein Höheres Selbst um vollkommene Führung. Nimm wahr, wie sich in deinem Solarplexus ein goldenes Licht ausbreitet und jede Zelle deines Seins mit Vertrauen erfüllt. Dein Körper, deine Aura, dein ganzes Energiefeld werden mit Licht geflutet und schenken dir die Gewissheit, dass du ein schöpferisches Wesen und in Liebe und aus Liebe erschaffen worden bist. Genieße eine Weile diese segensreiche Energie.

Atme tief ein und aus, und mit dem nächsten Atemzug stehst du auf einer wunderschönen Wiese, die mit bezaubernden Blüten übersät ist. Sie verströmen einen wundervollen, warmen Duft, der dich vollkommen einhüllt. Diese Wiese ist ein Teil deiner Seelenlandschaft. Spüre, wie Mutter Erde dich trägt und die sanften Lichtstrahlen von Vater Sonne dich wärmen. Du bist getragen und geliebt. Jetzt kommt ein wundervolles, strahlendes, goldenes Wesen auf dich zu, das dir gleicht: Das bist du, dein Höheres Selbst. Der Teil von dir, der weiß, dass du ein schöpferisches, heiliges Wesen bist. Je näher dein Höheres Selbst kommt, desto geborgener fühlst du dich. Liebe, Güte und Zuwendung gehen von ihm aus. Es will dich umarmen, und du lässt es zu. Seine Umarmung erfüllt dich mit Vertrauen und dem tiefen Gefühl, geliebt zu werden. Lasse dieses Wesen mit dir verschmelzen und in jede Zelle deines Seins fließen. Es erfüllt deinen Körper, und durch deine Poren fließt es in deine Aura. Ein goldener Kokon aus Schutz, Zuneigung und Fürsorge bildet sich um dich herum.

Nun sprich folgendes Gebet: »Lieber Erzengel Michael, ich bitte dich, stärke meine Hellsinne, begleite, führe und schütze mich auf dieser Reise in meine Vergangenheit. Reinige, heile und befreie, aktiviere, zentriere und schütze bitte mein Drittes Auge. Ich bin bereit, vergangene Leben zu sehen oder anders wahrzunehmen und Heilung geschehen zu lassen.«

Das Licht von Erzengel Michael bildet jetzt eine kraftvolle blaue Lichtsäule auf deiner Wiese. Von ihr geht eine anziehende und zugleich liebevolle Energie aus. Stelle dich in die Säule hinein, und lasse deinen Körper von dem Licht und der kraftvollen, beruhigenden und unterstützenden Energie von Erzengel Michael erfüllen. Seine Unterstützung stärkt dein Vertrauen und das Gefühl, geborgen zu sein. Konzentriere dich auf dein Drittes Auge, das zwischen deinen Augenbrauen liegt, und spüre, wie das blaue Licht diesen Bereich erfüllt, reinigt, befreit und aktiviert.

Die Lichtsäule löst sich auf, und du spürst Mutter Erde unter deinen Füßen. Nimm die Stärkung und die Begleitung an. Vielleicht nimmst du Erzengel Michael jetzt als Lichtgestalt wahr, oder du spürst seine unterstützende Präsenz ganz nah bei dir. Du kannst dir dieses machtvolle Lichtwesen auch vorstellen. Es ist gewiss, dass Michael jetzt bei dir ist.

Du siehst in nicht allzu weiter Ferne einen wunderschönen Garten. Er ist umrahmt von einem prachtvollen und bezaubernden, von Blumen überwucherten Zaun. In diesem Garten leuchten die Blumen besonders, du kannst ihre Aura und die der Bäume und aller Pflanzen sehen. Fast schwebend bewegst du dich mit deinem Höheren Selbst und Erzengel Michael auf den Garten zu. Jetzt oder gleich bist du an dem Zaun angekommen, öffnest die Tür und gehst in diesen ganz besonderen Garten hinein, deinen Seelengarten. Du siehst einen wunderschönen, riesengroßen Baum, der nur darauf wartet, dass du dich an seine Wurzeln setzt. Er strahlt Geborgenheit, Kraft und Liebe für dich aus. Setze dich jetzt zwischen seine Wurzeln in das weiche Moosbett hinein. Berühre die Wurzeln, die dir Kraft schenken. Du bist vollkommen verbunden mit deinem Höheren Selbst, deinem Herzen und dem Baum. Danke diesem, dass er für dich da ist. Er ist dein Kontakt zu Mutter Erde. Stelle dir jetzt vor, wie liebende Arme aus den Wurzeln herausragen und dich ganz leicht, sanft und zärtlich umarmen. Die Urmutter umarmt dich. Du bist getragen, du bist geliebt, du bist behütet, du bist ein heiliges, göttliches Wesen. Alle Lichtwesen und alle feinstofflichen Wesen fühlen sich aufgerufen, für dich da zu sein, damit du dieses Erdenleben ganz in deinem Sinne, mit deinen Aufgaben und deinen Talenten, führen darfst. Du bist es wert, du bist kostbar! Lasse diesen Halt und dieses Gefühl der Geborgenheit ganz in dich herein. Lasse zu, dass du geliebt, geschützt und gehalten wirst.

Atme wieder in dein Herz hinein, und schließe zwischen den Wurzeln liegend deine Augen. Stelle dir jetzt eine aus massivem Holz geschnitzte Wendeltreppe vor, an deren höchster Stufe du stehst. Sie hat genau zehn Stufen, die dich in einen smaragdgrünen Raum führen, der von Gold durchwoben ist. Dieser Raum ist deine Herzenskammer. Gehe jetzt mit Erzengel Michael Stufe für Stufe in dem Wissen die Treppe hinunter, dass jede Stufe dich auf eine tiefere Bewusstseinsebene führt. Nimm dir dafür die Zeit, die du brauchst. Spüre, dass du dich mit jeder Stufe mehr entspannst und du in ein tiefes Urvertrauen eintauchst. Wenn du auf der letzten Stufe angekommen bist, kannst du in deine Herzenskammer schauen, die vor Heilung, Liebe und Geborgenheit strahlt. Gehe den letzten Schritt in deine Herzenskammer, und lasse all die kostbaren, dich liebenden Energien dieses Raumes zu. Wenn du möchtest, formuliere diese Worte in deinen Gedanken: »Ich nehme die Liebe, die Geborgenheit und die Fürsorge für mich dankbar auf.«

Jetzt siehst du in deiner Herzenskammer eine Tür. Hinter ihr befindet sich eine Rolltreppe, die dich hinab in dein spirituelles und kreatives Bewusstsein trägt. Gehe jetzt in Begleitung von Erzengel Michael auf die Tür zu, und öffne sie. Du stehst vor der Rolltreppe, und du siehst, wie sie beginnt, von oben nach unten zu laufen. Steige auf eine Stufe, und lasse dich sanft hinuntertragen. Du fährst dabei durch eine rubinrote Wolke, die dir Kraft gibt und dich erdet. Du entspannst dich immer mehr und kommst vollkommen bei dir an. Du fährst nun noch tiefer in dein Bewusstsein hinein als zuvor. Das Rubinrot wandelt sich in ein kräftiges Orange und nährt und kräftigt dein Sakralchakra. Unbändige Lebensfreude breitet sich in dir aus. Lasse das Orange dich vollkommen erfüllen, und beobachte, wie aus ihm ein wunderschönes Gold wird. Lasse dieses Gold ganz besonders in deinen Solarplexus fließen, denn es schenkt dir Urvertrauen. Das Gold füllt dich vollständig aus, während du tiefer in dein spirituelles Bewusstsein kommst. Atme in dein Herz hinein, und beobachte, wie aus dem Gold jetzt ein Smaragdgrün wird. Du fährst in diesen smaragdgrünen Nebel hinein und empfindest Heilung. Du fährst weiter auf deiner Rolltreppe hinunter, die dich tiefer in dein spirituelles Bewusstsein führt. Aus dem Smaragdgrün wird jetzt Türkis. Du bist gänzlich von einer wunderschönen, türkisfarbenen Wolke eingehüllt, die dich dabei unterstützt, deine Wahrheit auszusprechen. Lasse dich vollkommen von ihr erfüllen, und beobachte, wie sie sich nun in ein Königsblau wandelt. Die Kraft und die Farbe dieser Wolke fließt ganz besonders in dein Drittes Auge und hilft dir dabei, deine Hellsinne zu öffnen. Jetzt wird aus dem Königsblau Violett, und die Rolltreppe fährt weiter nach unten. Das Licht der violetten Wolke stärkt besonders dein Kronenchakra und aktiviert die Verbindung zu den höheren Welten, zu deinem Höheren Selbst und deinem spirituellen Bewusstsein.

Deine Rolltreppe endet in einer wunderschönen Halle. Diese ist aus hellem Marmor gebaut, mit bezaubernden Säulen. Ihre Atmosphäre ist geprägt von einem stillen Frieden und Sicherheit. Gehe ganz bewusst den Schritt in deine Halle, und sei dir gewiss, dass du jetzt auf einer tieferen Bewusstseinsebene bist als je vorher. Schaue dich genau um. Von dieser Halle gehen viele Türen ab. Du fühlst den Boden unter deinen Füßen und schaust die Decke an, vielleicht entdeckst du sogar alte Malereien. Mache dir noch einmal bewusst, dass dich ein goldener Kokon aus Schutz, Liebe und Geborgenheit umgibt und du in tiefer Verbundenheit mit deinem göttlichen Höheren Selbst und der Kraft und Unterstützung von Erzengel Michael stehst. Eine der Türen leuchtet nun auf und zieht dich magisch an. Gehe zu der Tür, sie wird dich in ein vergangenes Leben führen. Nimm den Türgriff in die Hand, und öffne deine Tür.

Du stehst in einer dir vertrauten Landschaft, die von leuchtenden Pflanzen, Blumen und Bäumen erfüllt ist. In nicht allzu weiter Ferne erkennst du einen Berg, von dem eine bezaubernde Anziehung ausgeht. Gehe in Dankbarkeit mit deiner himmlischen Begleitung durch deine Landschaft, und sei dir bewusst, dass jeder Schritt, der dich hin zu diesem Berg führt, dich tiefer in dein spirituelles Bewusstsein führt. Tiefer als vorher. Jetzt oder gleich bist du mit Erzengel Michael an dem Berg angekommen und siehst einen Tunnel, der durch den Berg führt. An seinem Eingang hängen Fackeln, die türkis brennen.

Sprich folgendes Gebet: »Lieber Erzengel Gabriel, begleite und führe mich bei meinem Übergang in ein vergangenes Leben. Durchströme mich mit deinem türkisfarbenen Strahl, der mich über meine innere Schwelle in ein anderes Leben führt. Deine Präsenz gibt mir die Sicherheit, leicht und geführt in ein anderes Leben zu schauen und sicher in mein jetziges Leben zurückzukehren. Lasse nur das geschehen, was zum höchsten Wohle meiner Seele ist.«

Vor dem Tunneleingang entsteht jetzt eine silber-türkisfarbene, irisierende Lichtsäule. Stelle dich in sie hinein, und lasse dich von ihrem Licht erfüllen. Es schenkt dir Leichtigkeit und befreit dich von Blockaden. Tritt nun im Geiste in Kontakt mit deinem Höheren Selbst, und spüre, dass ein schützender Kokon aus goldenem Licht um dich herum besteht. Nimm eine der türkisfarbenen Fackeln in die Hand, die mit ihrem bezaubernden Licht den Eingang des Stollens erhellen. Betritt jetzt den Tunnel. Vielleicht nimmst du Erzengel Gabriel als Lichtgestalt an deiner Seite wahr, vielleicht fühlst du ihn, siehst ihn, oder es gibt ein inneres Wissen in dir, das dir sagt, dass er da ist.

Du erkennst auf der gegenüberliegenden Seite deines Gangs den Ausgang, von dem ein irisierendes, bezauberndes Licht ausgeht. Während du in Begleitung der Erzengel Michael und Gabriel durch deinen Gang hindurchläufst, tauchen an den Wänden Bilder aus deinem Leben auf. Sieh dir die Bilder an, doch halte deinen Fokus auf den Tunnelausgang gerichtet. Jeder Schritt, den du machst, führt dich weiter in ein vergangenes Leben hinein, in dem du heute heilsam berührt werden wirst. Erzengel Gabriel begleitet dich, um dir einen leichten Übergang in jenes und einen leichten Übergang zurück in dieses Leben zu gewähren.

Du bist nun beim Tunnelausgang angekommen und erblickst eine Landschaft, die voller Liebe und Geborgenheit schenkendem Licht ist. Tritt mit deinen Begleitern in diese Landschaft hinein, und sprich folgendes Gebet: »Lieber Erzengel Michael, aktiviere mit deinem blauen Strahl mein Drittes Auge. Ich bin jetzt bereit, mit deiner Hilfe das vergangene Leben zu sehen, in dem ich heute heilsam wirken kann.« In dieser Landschaft werden sich jetzt Menschen und Situationen zeigen, die du heilsam mit deinem Höheren Selbst und den Erzengeln berühren kannst. Bitte dein Höheres Selbst: »Mein Höheres Selbst, unterstütze mich zum höchsten Wohle meiner Seele, jetzt das Leben zu sehen, das sich heute zeigen will und das ich mit deiner und der Hilfe der Erzengel Michael und Gabriel heilsam berühren kann.« Vielleicht siehst du Bilder, einen ganzen Film oder einzelne Szenen. Es werden sich jetzt genau die Situationen zeigen, die heute Heilung erfahren dürfen. Falls du nichts siehst, vertraue deinem Höheren Selbst, und folge weiter dieser Reise. Auch wenn du keinerlei Bilder, Worte oder Situationen empfängst, wird die Heilung geschehen. Sprich folgendes Gebet: »Mein göttliches Höheres Selbst, leite und führe mich. Ich bin bereit, Heilung auf allen Ebenen geschehen zu lassen. Lieber Erzengel Michael, reinige alle zwischenmenschlichen Beziehungen aus diesem vergangenen Leben, und befreie sie mit deiner blauen Heilflamme von allen negativen Energien. Trenne alle Energiebahnen, durch die keine Liebe fließt. Befreie mich und alle Beteiligten von allen karmischen Verstrickungen.« Nimm wahr, wie das blaue Licht von Michael die Landschaft, in der du stehst, und alle Wesen vollkommen erfüllt. Jede energetische Verbindung zwischen allen Beteiligten, die keine Liebe enthält, wird nun von Erzengel Michael durchschnitten.

Sprich folgendes Gebet: »Lieber Erzengel Gabriel, erfülle mich und alle Beteiligten aus diesem vergangenen Leben mit deinem erlösenden Strahl. Wandle alle destruktiven Energien in Frieden um.« Das türkisfarbene Licht von Erzengel Gabriel breitet sich friedvoll über die ganze Landschaft und alle Wesen aus, die in ihr sind. Silber-türkisfarbenes Licht erlöst nun alle Beteiligten von jeglichen destruktiven Energien. Auch du wirst in dieser bezaubernde Landschaft von Gabriels Licht befreit und gesegnet. Sprich folgendes Gebet:

»Mein göttliches Höheres Selbst, heile alle dunklen Erlebnisse, alle Schocks und Traumata und alle destruktiven Konstellationen aus diesem vergangenen Leben in alle Richtungen der Zeit auf allen Ebenen. Ich entscheide mich für inneren Frieden, für innere Freiheit und meinen ureigenen, glücklichen Weg.«

Lasse dein Höheres Selbst und die Erzengel eine Weile wirken. Nimm wahr, wie viel freier, friedvoller und glücklicher du dich jetzt fühlst. Bedanke dich bei diesem Ort, bedanke dich bei all den Wesen, die dir begegnet sind. Danke auch dir für den Mut, diese Reise anzutreten. Bedanke dich bei den Erzengeln Michael und Gabriel für ihr Wirken und bei deinem Höheren Selbst für die Heilung, die du erfahren hast, und für seine Führung.

Gehe nun mit dem Bewusstsein zurück in den Tunnel, dass du damit aus diesem vergangenen Leben wieder austrittst. Sprich folgendes Gebet: »Lieber Erzengel Gabriel, in deinem Licht des Übergangs begebe ich mich zurück in mein jetziges Leben. Ich danke dir, dass du mich führst, schützt und heilsam an meiner Seite wirkst.«

Du hast deine türkisfarbene Fackel in der Hand und gehst durch den Stollen hindurch, der immer noch erfüllt ist von zauberhaftem Licht. Du lässt die Fackel am Eingang zurück, kommst zu deiner Landschaft und gehst durch sie auf die Tür zu, durch die du zurück in deine Halle kommst. Nimm dir die Zeit, die du brauchst. Öffne die Tür, und gehe durch die helle Halle zu deiner Rolltreppe, die sich jetzt nach oben bewegt.

Stelle dich auf die erste Stufe deiner Rolltreppe, und lasse dich von ihr nach oben tragen. Du fährst durch eine lichte, violette Wolke, die dich befreit. Aus dieser violetten Wolke wird jetzt eine königsblaue Wolke. Die Kraft und die Farbe dieser Wolke fließt ganz besonders in dein Drittes Auge und hilft dir dabei, deine Hellsinne zu öffnen. Die Rolltreppe führt dich immer mehr in dein Wachbewusstsein zurück. Aus dem Königsblau wird jetzt Türkis. Es unterstützt dich dabei, deine Wahrheit auszusprechen. Während du sanft nach oben gefahren wirst, wandelt sich das türkisfarbene Licht in eine smaragdgrüne, von Liebe erfüllte Wolke, und du empfindest Heilung. Lasse sie geschehen, und verweile einen Moment in diesem Gefühl. Das Smaragdgrün wandelt sich jetzt zu Gold, das dir ein tiefes Urvertrauen schenkt. Deine Rolltreppe trägt dich ganz liebevoll und sanft weiter ins Wachbewusstsein. Du fährst nun durch eine orangefarbene Wolke und spürst, wie sie die Lebensfreude und Kraft in dir stärkt. Schließlich verändert sich die orangefarbene Wolke wieder zu einer rubinroten Wolke. Lasse deine Füße und deinen ganzen Körper von der Vitalität und Kraft dieser rubinroten Wolke durchströmen.

Jetzt oder gleich bleibt deine Rolltreppe sanft stehen, und du befindest dich vor der Tür zu deiner Herzenskammer. Betritt den Raum, der immer für dich da ist, der dir Geborgenheit, Schutz, Liebe und Fürsorge schenkt. Nimm diesen Raum noch einmal ganz intensiv wahr.

Gehe jetzt die zehn Stufen deiner Wendeltreppe wieder hinauf. Jede Stufe, die du nimmst, wird dich mehr in das Wachbewusstsein führen. Es geht dir besser, und du entspannst dich zunehmend. Wenn du auf der zehnten Stufe angekommen bist, spüre Mutter Erde unter dir. Du liegst auf deinem Moosbett zwischen den wunderschönen Wurzeln, und die Urmutter hat noch immer ihre liebenden Hände um dich geschlungen – ganz sanft und zärtlich trägt sie dich in Geborgenheit. Danke der Urmutter, danke diesem Platz, und danke diesem Baum. Danke auch den Engeln, die dich begleitet haben, und deinem Höheren Selbst. Stehe nun auf, atme ein paarmal tief ein und aus, und komme zurück ins Hier und Jetzt.

Danksagung

Ich danke der Geistigen Welt und insbesondere Erzengel Uriel, dass er zu einer Zeit mit mir in Verbindung getreten ist, in der ich noch nicht wusste, dass es diese gnadenvolle Hilfe für mich und alle Menschen gibt. Ich danke meiner Schwester Barbara, dass sie mit ihrem Weg in die Anthroposophie vorausgegangen ist und mir damit meinen Weg in ein spirituelles Leben vereinfacht hat. Meiner Mutter möchte ich danken, dass sie mir sagte: »Der liebe Gott ist nicht in der Kirche eingesperrt, sondern er ist überall.« Du hast mir meinen freien Geist geschenkt, und heute weiß ich, was für ein Schatz das ist. Wolfram Stoye, meinem Schwager, der bereits in die Geistige Welt zurückgekehrt ist, danke ich, dass er mich immer gesehen und verstanden hat, auf welchen Pfaden der Spiritualität auch immer ich unterwegs war. Ich danke auch dem wundervollen Heiler Peter Salomonsen für seine heilsame und erdende Begleitung während der Entstehung dieses Buches. Und meinen lieben Lektoren danke ich für ihr einfühlsames und wertschätzendes Wesen. Ohne sie wäre das Buch nicht möglich gewesen. Heidi und Markus Schirner bin ich zutiefst dankbar: Ihr macht es möglich, dass heilsame und spirituelle Themen das Leben von so vielen Menschen bereichern.

Schlusswort

Liebe Leserin, lieber Leser,
ich hoffe, dass dir dieses Buch die Tür zur lichten Kraft der Erzengel weit geöffnet hat und du mit ihrer Hilfe die gewünschte Heilung empfangen konntest. Ich würde mich sehr freuen, wenn du wahrnehmen konntest, wie sehr sie uns jederzeit lieben und unterstützen. Lasse zu, dass auch du zu einem Kanal der lichten, heilsamen Erzengelenergien wirst.

Über die Autorin

Elke Kirchner ist Schamanin der Neuen Zeit und hellsichtig. Sie ist Engelmedium und steht mit feinstofflichen Ebenen in Kontakt. Seit 24 Jahren leitet sie Engel-, Frauen- und Schamanenseminare und ist Mitbegründerin des Seminar-Zentrums »Soul Power Events«. Elke Kirchner bietet Veranstaltungen im In- und Ausland an und leitet spirituelle Reisen zu den Kraftorten Südindiens, Englands und Dänemarks.

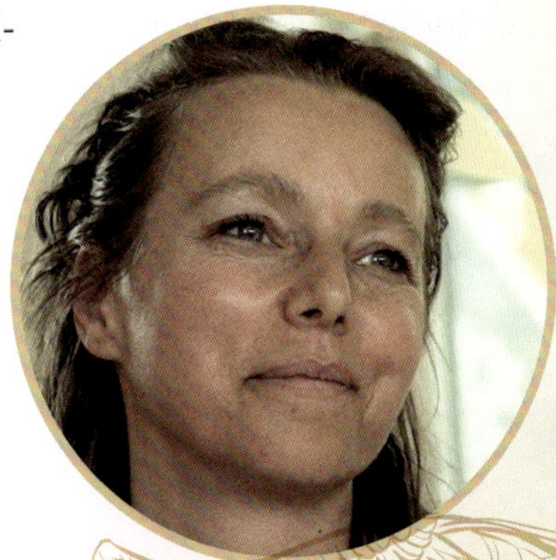

www.soul-power-events.com

Bildnachweis

Bilder von der Bilddatenbank www.shutterstock.com:

Schmuckelemente: Hintergrund: # 313011164 (© Nikki Zalewski), Flügel: # 389757598 (© Polar_lights15), Rahmen um Gebete: # 1579430299 (© ricorico), Ornamente unter Gebete: # 588229562, (© Romanova Ekaterina), Hände unter Gebete: # 1024024942 (© Pranch)

Weitere Bilder: S. 1: # 1022970421(© VladisChern) S. 11: # 570103690 (© AlenaMorgana), S. 13: # 1907988349 (© Tata.Ya), S. 23: # 92746549 (© Petar Paunchev), S. 27: # 1303666909 (© LightField Studios), S. 28: # 1678511347 (© New Africa), S. 29: # 1201726621 (© Microgen), S. 30: # 1785001316 (© New Africa), S. 31: # 1455095777 (© Microgen), S. 33: # 1576547389 (© Nikki Zalewski)